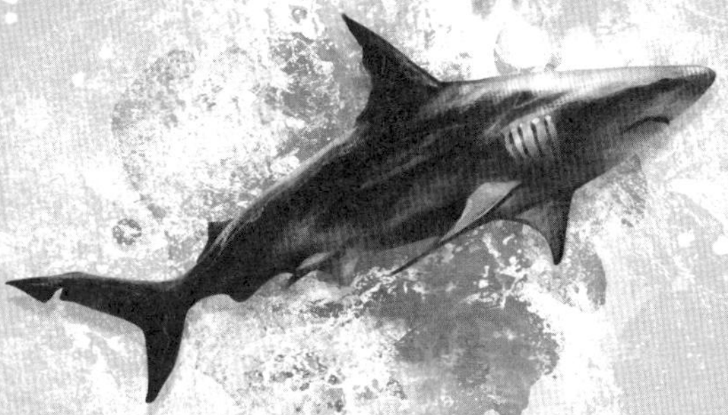

深海鮫
治百病

目錄

第三章 製造「活性細胞」的魔術液體……七七

序言

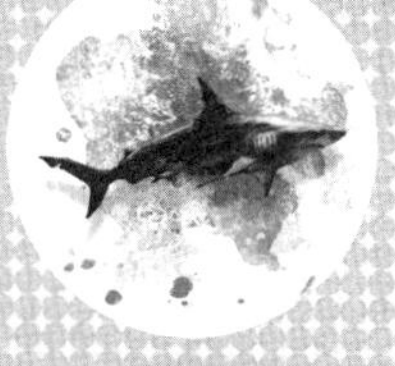

現代病的救世主——鮫魚肝油

◇瀕臨死亡的癌症患者因為「鮫魚肝油」而起死回生

雖然有些人會感到懷疑，然而這是真實的例子。

某染患末期卵巢癌的患者，因為服用深海鮫的肝油「鮫魚肝油精」而奇蹟性地起死回生。現在依然過著健康的生活。

除此之外還有許多被醫生宣判「只剩下三個月的生命」或頂多只有半年的希望」的肝癌、胃癌、白血症或腦腫瘍等難症患者，後來因為服用鮫魚肝油，同時力行嚴格的飲食節制療法，而從鬼門關撿回一命。

現代醫學認為染患末期癌症等於是被判了死刑。事實，即使是利用科學療法或放射性療法給予治療，存活率亦是微乎其微。

就以前例克服卵巢癌的患者而言，也是常期住院治療而無法根治，也試過丸山疫苗注射或斷食療法，但是，仍然無法獲得確實的效果（丸山疫苗雖然是值得推薦的療法，然而卻無法對所有種類的癌症發揮療效，可見尚有改良的餘地）。因此，最後以破斧沉舟的心情姑且一試鮫魚肝油精，結果卻獲得重生。

這位末期卵巢癌患者是南民子女士，從年輕時代開始就是個女運動選手（參照第一章的經驗談）。她曾以手記的方式出版一本有關其服用鮫魚肝油精，神奇地克服癌症的書，同時，也應邀到電視台接受訪問。

她是名符其實的「末期癌症的生還者」。

鮫魚肝油的效用有多數的文獻與實例，在此並不需要做太多的說明（參照本書第一章克服各種疾病的經驗）。

同時，我想大概有不少讀者已經知道鮫魚肝油的主要成分是稱為「鯊烯（Squalene）」的不飽和碳化水素，而在鯊烯裡頭添加飽和水素原子，使其安定化變成「精製鯊烯」，是高級化妝品的主要原料。

但是，在此之所以重新介紹鮫魚肝油（Squalene）的問題，是有其原因的。

日本一九七五年代初期，鮫魚肝油掀起一股極大的熱潮。當時，令人遺憾的是市面上出現不少趁這股熱朝大賺利市的仿製品。變成俗話所說的「魚目混珠」，因此，筆者認為一般人還未真正了解鮫魚肝油（鯊烯）的優點。

最近鮫魚肝油（鯊烯）又再度受到眾人的矚目。那是因為人們對於自然健康食品有著根深蒂固的愛好。

另一個原因是因為細胞缺氧（以下簡稱缺氧）所造成的「現代病」的蔓延。目前佔居疾病死亡率首位的癌症或心臟病、腦中風等各病的病源，筆者認為追根究柢乃在於細胞本身的缺氧。

有關這一點請參照第二章「認識惡性循環以致生病的原因」的內容，筆者會陳述何以會做上記結論的理由。而鮫魚肝油之所以彷彿是萬能藥一樣，對眾多疾病具有療效，其秘訣乃在於它可以消除疾病的根本原因——缺氧。

筆者會在第三章「鯊烯具有提供氧氣的神奇效果」中做詳細的說明。總而言之，鮫魚肝油對於細胞的缺氧狀態能發揮強力的效果，從細胞的層次使身體恢復健康。

◇具有強韌生命力的深海鮫

由於一般人對於鮫魚肝油＝鯊烯（Squalene）的印象過於強烈，也許有不少人對鯊烯製品感到有些排斥。但是，這很明顯的是個「誤解」。事實上，只不過是深海鮫的肝臟（尤其是藍鮫）含有多量的鯊烯成分而已，就連玉蜀黍也含有微量的鯊烯，而且我們人體內的皮脂中也意外地含有不少的鯊烯。

為何深海鮫的肝臟含有多量的鯊烯成分呢？其中的原因不一而足。不過，最大的原因也許是處於深海的嚴苛環境所造成的！

深海是超越我們想像的另一個世界，水深每增加十公尺就增加一氣壓。因此，在水深一千公尺的海底承受著一〇一氣壓（包含大氣壓）。換言之，在一公分四方的面積上覆蓋著一〇一公克的水壓，而且是伸手不見五指的漆黑世界。同時，溶化在海水裡的氧氣量也非常稀薄，食餌也少見，簡直是個封閉的世界。

深海鮫必須在這麼嚴苛的環境中堅強的活下去。

更令人驚奇的是，深海鮫在被人釣上岸後，仍然具有強韌的生命力。在深海裡除了鮫魚之外還有其他多種魚類的生息，但是，被捕獲拉上水面時，由於急劇的減壓，多數的生物會因為眼球蹦出或內臟破裂而死亡。但是，釣上岸的深海鮫卻一副欣羨的表情注視著漁夫，心臟仍然不停地鼓動著。

其熱能、生命力的根源是佔居內臟百分之九十的肝臟（以藍鮫為例），而肝臟的主體正是鯊烯。

遠從人類發蹟於地球的亙古時代開始，鮫魚已生存在這個世界上，而且，其他多數的海內生物在物競天擇下滅亡或轉變為其他物種時，唯有鮫魚仍然堅強地保持其原貌生存下來。

由此可見，鮫魚肝油所被冠予的「生命的根源」一點也不誇張。

古代人似乎也注意到鮫魚所具備的強韌生命力，而嚐試利用鮫魚肝油的各種「健康法」。

事實上，我們身體本身也會分泌鯊烯，尤其是皮下細胞組織的生成作用極為活潑，具有滋潤皮膚、促進新陳代謝的機能。換言之，不僅是在深邃的海底，就在現在一般人的皮膚裡也汲汲營營地製造生命的根源。特別是新陳代謝旺盛的十歲層後半的年輕人，皮脂中鯊烯的分泌達到最高潮，對於製造柔嫩光澤的皮膚扮演著極重要的角色。

從這個事實看來，不難推測鯊烯（鮫魚肝油）是和生命活動有著極密切關連的物質。

◇舊而彌新的民間藥品

本來鯊烯是漢藥的一種，自古以來就出現在《本草綱目》等藥書上。雖然記錄上寫著是「鮫魚的肝油」，事實上指的就是鯊烯。

美國作家海明威於一九五二年出版的《老人與海》，該書改編自真實故事，劇情講述一名古巴老漁夫聖地牙哥與一條大馬林魚的纏鬥。其中也曾經出現主人翁的老人，每天早上一口飲盡從大油桶汲起一杯鮫魚肝油的敘述。老人自誇地說：「我的健康泉源就靠這一杯，即使早起也不會傷風感冒。」

換言之，雖然在十幾年前才掀起鯊烯的熱潮，不過，自古以來不論東、西洋，鯊烯製成的鮫魚肝油已和我們人類的生活有極密切的關係。換句話說，鯊烯是舊而彌新的民間藥品。

鯊烯之所以至今仍廣受好評，不僅是它具有治療百病的神奇效果，也是因為它對於不治之症或現代醫學難以完全治癒的疾病，具有大效果的緣故。

現代的醫學、醫術的進步委實驚人，從一滴血液就可知道人體所隱藏的各種奧妙。即使不必開刀剖腹檢查，也能利用超音波得知體內的狀況。同時，還可以人工授精，甚至植入人工心臟。

但是，即使有這麼多嶄新的醫療技術，卻還有為數可觀的不治之症。不斷開發研究而陸續問世的新藥，所造成的副作用，以及高度文明化的管理社會所造成的弊害、壓力等等，由於這些原因所造成的疾病……難以治療的疾病確實有與日俱增的趨勢。

近幾年來所掀起的崇尚自然或健康食品的熱潮，可以說是確實地反應這些「社會現象」的結果。

現在正是理解藥效神奇的鮫魚肝油的時候，筆者衷心地渴望讀者們能從認識魚肝油，進而使用鮫魚肝油而獲得健康。

另外，第一章所介紹的實例中有部分使用假名，事先在此奉告。

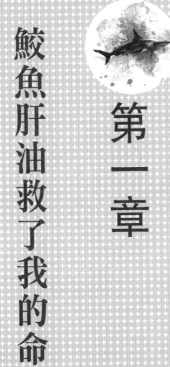

第一章

鮫魚肝油救了我的命

卵巢癌 患有卵巢癌的我在游泳大賽中奪得了金牌

南民子

發覺身體有點不適是在一九八〇年十月左右，當我換掉夏天的寬鬆洋裝，改穿秋天的衣服時，裙子的腰圍緊得穿不下去。當時我只是以為「又胖起來了」，並不把它放在心上。但是，不久下腹部開始感到一陣劇烈的疼痛，再也無法忍受而到附近的醫院接受檢查。

結果醫生說：「恐怕有腹膜炎的嫌疑。」由於事出突然，我大為震驚。當天立即決定住院，醫生指示我四～五天裡必須保持安靜。但是，並沒有接受任何的檢查或治療，只住了二十天就出院了。

然而一再感到疼痛的腹部，漸漸地腫脹起來，甚至壓迫到肺、內臟，終於在翌年三月再次到該醫院住院。

每天都利用針管清除積存在腹腔的腹水，也就在這個時候被診斷是卵巢癌。

不久，我的丈夫替我找一家專業醫療設備充實的醫院，於是轉到該院，後來在主治醫師的諒解下除了醫院的治療之外也向斷食療法、漢方療法等各種民間療法挑戰。但是，都沒有顯著的效果。

在我萬念俱灰的當年十二月，我的丈夫從朋友處聽到有關鮫魚肝油的事情，當時鮫魚肝油的風潮早已過去，幾乎找不到有關鮫魚肝油的文獻。但是，幸好一名擔任醫師的親戚手邊有詳細的資料，我確信其所具有的效果之後，趕緊開始飲用，我的丈夫認為大量服用也許較具效果，就在他的遊說下，一天二十粒分三次服用。

一個禮拜後並沒有什麼變化，到了第十天，本來即使利用利尿劑的輔助也只排泄八分杯左右的尿液，然而當天一再地排尿，一天裡竟然排出兩公升左右的尿液。

後來，腹圍每天確實地減小一公分。衰弱的體力也漸漸地開始回復，有時還可利用縫紉機做些女紅。

到了翌年一月中旬，腹水完全排出，肚子變得扁平時開始排出多量的分泌物，那是帶有異樣惡臭的茶色黏液，很明顯地是惡性病巢所溶化出來的廢物。

到了二月，分泌物的量越來越多，如果不使用衛生棉墊恐怕會弄髒棉被。丈夫顯得有些擔心，但是，我覺得排出多量廢物似乎是把體內的污穢一併掃除，這也許是身體回復的指標。

不知何時分泌物也突然停止，產生食慾的我，開始實行我的丈夫所想出來的以糙米和根莖類為主食的飲食療法。

在醫院檢查的結果，卵巢確實變小了，而且已經不需再注射治療癌症的化學藥劑。我本以為也許這樣就可痊癒了。

到了一九八三年九月，因為身體狀況完全回復，我非常想要知道目前的數值如何，而接受卵巢癌檢查。

結果醫生說卵巢過大，為了慎重起見最好割除。我決定接受手術，手術大為成功，其後的經過也非常順利。經過了一年，全身已完全沒有異樣，令醫生感到不可思議地回復了健康。

後來，為了增強體力又開始練習游泳，在當年春天關西所舉行的業餘游泳大賽中奪得兩面金牌。

六年前，因末期卵巢癌被宣判只有一、二個月生命的我，現在竟然能如此生氣活潑地生活，這完全是鮫魚肝油的恩賜。

如果我個人的經驗談能激勵為病所苦的其他同伴，是我個人最大的榮幸。

高血壓

血壓在瞬間減低二十毫米汞柱（mmHg）

上村壽夫（七十五歲）

我和高血壓之間已結下不解之緣。因為父母都患有高血壓症，這大概是遺傳的緣故。同時，我的壯年期正值社會高度成長時期，每天繁忙地勞動也是致病的原因之一。

事實上，被醫生診斷出有高血壓是在三十年左右之前，當時的血壓值是收縮壓一六〇～一七〇、舒張壓九五～一一〇，從此之後一直找醫生治療，持續服用降壓劑。然而卻沒有任何效果，染患高血壓症的父母都因腦溢血死亡，因此，我每天帶著極度的不安，擔心自己是否會碰到同樣的命運。

七年前的秋天，住在大阪的女兒擔心我的身體而寄來了鮫魚肝油。但是老實說，我的個性並不太信任這些東西，因此，幾乎沒有抱任何的期待。心想既然是女兒特別寄給我的健康食品，為了不枉費她的孝心而開始服用。

經過三個月，我到醫院接受每個月的定期檢查，結果令人驚訝的是，平常都高達一六〇以上的收縮壓，竟然降到一四〇左右。

替我測量的醫師一副難以置信的表情，問說：「身體有沒有什麼異常？」

我回答說：「沒有任何異常。」

醫生覺得非常不可思議的樣子。

不過，我並沒有因此而放心，也許這一次是因為某種原因而暫時地使血壓降低吧。說不定正如醫生所擔心的，這個原因對身體不好的——內心裡多少也有這樣的隱憂。

因為，體內如果沒有產生異常，血壓值不可能降低二十毫米。

但是，直到現在，七年來我的血壓一直保持收縮壓一四〇、舒張壓八〇的狀態。我不管妻子的擔憂，又開始抽菸、喝酒，並且一再地食用鹹辣食品。

而和我一起服用鮫魚肝油的妻子，本來血壓也偏高，現在和我一樣收縮壓都固定在一四〇左右的數值。同時，我也聽說有一個因為肺病久臥病床的人，因服用鮫魚肝油後身體轉好的實例。

我不知道這是否完全是鮫魚肝油的效果，不過，以我為例，開始服用鮫魚肝油之後血壓即降低，並且一直保持適合自己年齡的健康血壓值乃是事實。

今後我決定仍然每天服用兩顆鮫魚肝油。

肝硬化、自律神經失調症、香港腳

十年來的肝硬化漸漸地轉好了

池田惠子

一年多前，我從朋友那裡知道鮫魚肝油。我聽說深海鮫在陽光照射不到、氧氣又不足的深海。可自己製造取代氧氣、陽光的物質，其生命的泉源就是其肝臟所含有的鯊烯（鮫魚肝油）。我把這個消息告訴丈夫。

當時，十年來的慢性肝炎已惡化為肝硬化而深受其苦的丈夫，毫不遲疑地就決定服用鮫魚肝油。

據說肝病除了要保持精神的安靜以外，每天力行飲食療法也非常重要。因此，丈夫每天的飲食都以少量地攝取眾多的食品，除此之外還不忘服用蛋白質、維他命E、乾梅子等做為保持營養均衡的補助食品。而現在又添加早晚三粒的鮫魚肝油。剛開始丈夫對於排便變得順暢大為欣喜，後來又說覺得身體變得輕盈起來。慢慢地身體越來越好，現在已完全恢復健康。

對於必須每天做粗活、神經幾乎無法休息而辛勤工作的丈夫而言，鮫魚肝油是每天不可或缺的食品。同時，今年七十七歲的伯母，也是因為鮫魚肝油的效用而恢復健康。伯母也許是高齡的關係，長久以來因為自律神經失調症所產生的昏眩、失眠，造成頭痛而大傷腦筋。

我因為親眼目睹丈夫服用鮫魚肝油後的效果，因此，立即建議伯母也服用。但因為是年紀大的老人，因此，建議有時隔一天服用一粒鮫魚肝油，碰到腹瀉時就停止服用，慢慢地讓身體適應。

服用第一粒時，伯母說腹部脹得疼痛，我感到心慌。但是，後來聽說有這樣的反應才具有療效。因此，留意著不要過度勉強而持續服用。

因為鮫魚肝油的恩賜，伯母目前的身體狀況非常良好。

同時，伯母還大為欣喜地說，每天持續塗抹鮫魚肝油在脖子上的腫瘤、香港腳的患部上，結果都已完全地痊癒了。

我衷心地感謝鮫魚肝油賜給我們一家人的健康。

過敏性體質 兒子比從前更加開朗活潑

森山〇〇

一九八二年，當時三歲的兒子染患了紫斑病。他天生具有過敏體質，體力較差，因此，我非常擔心。這時我聽說鮫魚肝油的功效，而從一九八三年十二月開始讓他服用。最初的兩個禮拜為了觀察其情況，只讓他在早上服用一粒，我發現他的糞便並沒有任何異常，於是讓他早晚各服用一粒。

也許是這個關係，在一九八四年的冬天，那是個非常寒冷的冬天，然而兒子只稍微流了一點鼻涕而已，蒼白的臉上也帶了一點紅暈，說話的聲音、眼睛的光輝、動作都比以前大為明朗。我由衷地感到欣慰。

同時，也可以把鮫魚肝油塗抹在因過敏性皮膚炎而潰爛的關節，或塗在貼布上貼在出血的地方等，用途極為廣泛，每次外出都不忘攜帶它。今後我打算讓兒子長期服用鮫魚肝油。

慢性支氣管炎

期待鮫魚肝油帶給我健康

西村彌由

由於染患慢性支氣管炎，一直服用維他命E。雖然並沒有顯著的效果，但是，因為可獲得心理上的安心而經常服用。

得知鮫魚肝油是在去年的五月，剛開始一天服用兩粒。在此之前經常感冒，即使只是稍微感到疲倦就會發燒。

而且，發起燒來經常持續多時而難以退熱。但是，六月中旬到七月初雖然有點發燒，卻立即回復平常，似乎是服用鮫魚肝油所帶來的功效。

我是一位老人，身體極為衰弱。身體的老化是無可救藥的，但是，我內心期待著藉由持續服用鮫魚肝油或許能避免染患疾病。

鮫魚專欄①

水深一千公尺的世界

利用潛水艇就可輕易地潛入水深一千公尺的海底。但是，揹著氧氣桶的人是無法到達這個世界。原因之一是海底的巨大水壓。其二是水溫。海底是個只有攝氏二～六度的冰冷世界。

但是，以此水壓高、冰冷的世界為住家的是深海鮫。有關它們的神奇之處正如序言所述，不過，牠們的肝臟之所以那麼巨大又含有多量的油脂，似乎和「浮力」有些關係。

對魚類而言浮袋彷彿是其「命脈」，如果沒有浮袋就無法靜止於固定深度的海底。但是，深海鮫沒有浮袋也無所謂，因為腹中巨大的肝臟含有比重極輕的油脂。換言之，油脂比水還輕，因此能達到浮袋的效果。

不過，海底世界的溶存氧氣量極少，因為海底沒有含製造氧氣的葉綠素（利用太陽光進行光合作用）的植物，即使在海面與空氣接觸而溶化入海裡的氧氣，也會被海面附近的生物所消耗，流通到海底深處的氧氣微乎其微。

海底幾乎看不見太陽光。是個漆黑的世界。但是，不可思議的是，這個漆黑的世界中有許多發光的生物。譬如，細小的甲殼類或深海魚、深海鮫的其他同伴等。雖然目前尚無法得知牠們為何發出光來，不過，牠們身上的光有助於確認彼此的場所或種類。同時，對於在深海中處於食物連鎖頂點的深海鮫而言，這些光是捕獲食物的標記之一。

住在深海中的硬骨魚（鮫魚是軟骨魚）中有些眼睛已經退化，鮫魚卻沒有這種例子。牠們似乎仍然可以察覺微弱的光線以助益其捕食活動。

總而言之，那是個具有神秘性的世界。

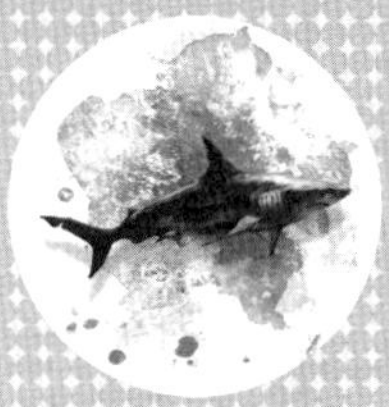

第二章

缺氧細胞是腐蝕人體健康的元凶

倦怠感、身體沉重時是健康的警訊

●染患「缺氧細胞症候群」的人

有些人並沒做過度的勞動就感覺全身慵懶無力，有類似這種自覺症狀的人，在今日的社會中屢見不鮮。雖然身體常覺得有倦怠感、沉重感，但是這卻不是疾病。到醫院檢查也沒有發現任何的異樣。

血壓正常、血糖值正常、心電圖也無異樣……若從身體檢查的數值來看，是個「健康體」。

但是，卻有揮之不去的倦怠感！

那種感覺彷彿是長期休假後開始上班時，令人提不起勁來的情形。有這種自覺症狀的人，應該警惕自己是否染患了「缺氧細胞症候群」。

「缺氧細胞症候群」並非正式的醫學用語，所以，也許有不少讀者會不知其所以然。但是，如果探討近代疾病增加的主因，必定會發現有所謂缺氧細胞的說法。

事實上，今日多數的疾病，就是因這種缺氧細胞所引起的。

人幾天不吃不喝也不會死。但是，只要呼吸斷絕數分鐘立刻嗚呼哀哉。這表示人體必須不斷地吸收新鮮的空氣（氧氣），而且人體內並沒有儲存氧氣的機能。換言之，氧氣是維持生命不可或缺的要素。

急性缺氧會對細胞造成極大的傷害，甚至導致死亡。首先人會喪失意志，然後停止呼吸，接著心臟也跟著停止。

但是，如果缺氧狀態是徐緩而慢性地進行時，就不會有明顯的自覺症狀。頂多出現皮膚變得粗糙、胃腸狀況每況愈下、渾身倦怠、對工作失去幹勁……等症狀。

而這正是前述所謂的「缺氧細胞症候群」。人身雖然沒有明顯的疾病，然而卻也讓人隱約地覺得身體並不健康。

●沒有氧氣無法持續生命

眾所周知的，氧氣對地球上的生命而言是不可或缺的物質。雖然某些濾過性病毒、細菌、超低等生物之中具有嫌氣性（亦即一接觸空氣即會死亡的性質）。不過，高等動物則是喜好好氣性代謝。因為它可以促進身體熱能的效率。如果是嫌氣性代謝，會陷入缺氧狀態。

被稱為萬物之靈的人也不例外，塑造出人體的約六十兆個細胞，必須燃燒氧氣以進行新陳代謝，同時，在將食物消化吸收以轉換為運動熱能時也需要氧氣。如果氧氣不足，這些功能就無法充分地進行。然而，即使當人陷入熟睡時仍然能繼續呼吸、反覆心臟的鼓動，這是因為氧氣不斷地被輸送入體內的緣故。

垂死的重傷患及時套上氧氣罩時，會暫時地回復元氣，那是因為其血液獲得了充分的氧氣。當呼吸或心臟的鼓動變弱而無法順暢地供應氧氣時，這個方法特別有效。另外，市面上販售的「氧氣供給器」，是用來消除頭腦或肉體疲勞。但

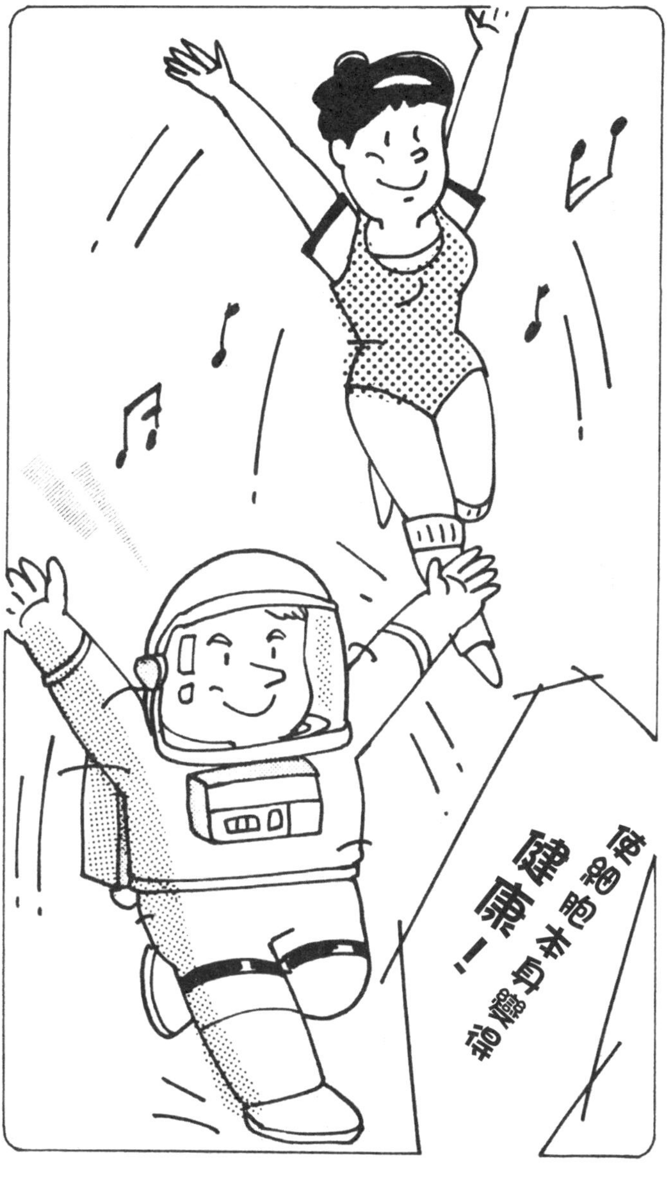
依細胞本身機能
健康！

是，這些都是暫時性的應急措施。若要回復正常的健康體，必須以正常的呼吸方法提供體內細胞充分的氧氣。

近年來慢跑、游泳等所謂的有氧運動大受好評，這些運動是利用有效地活動筋骨，以多量地吸收氧氣，使細胞本身變得健康。美國的NASA（美國國家航空暨太空總署）在太空飛行員的體能訓練中也引進有氧舞蹈。

●阻礙氧氣供給的主因

雖然氧氣對健康維持非常重要，然而現實中卻有許多阻礙氧氣供給的因素。空氣本身的污染就是其中一例。根據最近的研究，據說目前地球的空氣中二氧化碳的量正急速地增加，如果如此持續下去，有朝一日地球上生物體系將遭致毀滅。

我們每天吸收地球上的空氣，而且多數人都集中在空氣污染特別嚴重的都市或其周邊地帶。

由於工廠的廢煙、汽車的廢氣、火山的噴火等使空氣的污染越來越嚴重。同時，製造氧氣的綠樹之驟減，使清靜空氣增加的要素幾乎可以說已經蕩然無存。空氣不停地遭受污染，空氣污染對我們人體造成直接影響的具體實例之一是，近年來罹患肺癌者有急速增加的趨勢。

當然，飲食生活也是阻礙氧氣供給的重大要因之一。

首先必須一提的是，連製造食物的「工程」本身就有問題。供給我們肉類食品的牛、豬、雞等幾乎都是生活在人工管理下的環境，吃人工飼料而成長的。甚至海魚最近也多半利用池塘養殖。最近，養殖魚的突變、人工飼料中的抗生物質和金屬污染等，已成為媒體界憂慮的焦點。

為了促進成長並且預防害蟲或疾病的傷害，人工飼料當然混雜著各式各樣的化學藥品，而牛或魚等就是大口地進食這些飼料而成長。雖然人類因此而獲得安定的肉品供給，但是，追根究柢所進食的無非是「灌了藥」的肉品。

近年來，老饕者興起一股美食熱潮，連駝鳥的肝臟等也被當成稀世珍品而成為飲食的新寵。不過，這是用導管塞進駝鳥的嘴巴硬灌食飼料，使其肝臟變得肥大，以人的疾病而言，雖然還不致於形成肝硬化，卻是染患脂肪肝的肝臟，而人卻喜孜孜地大快朵頤。

雖然這種肝臟料理難得一食，然而可以斷言對人體健康必定沒有好處。或許進食這些在不正常的「工程」中所製造的食品後不會立即產生疾病，但是，如果從長期的眼光來看，其對人的健康絕對沒有助益，這也正是問題的所在。

不僅是肉品如此，連蔬菜也有問題。

近年來所謂的「科學農耕」日漸發達，具有強力消除害蟲或疾病的肥料或噴灑藥劑相繼問世，農作物在這些化學品的全身沐浴下成長。

另外，溫室栽培的植物在微弱的日光和溫度安定的環境中成長，雖然比田地上的作物能更早一、兩個月長成，然而據說這些速成的栽培作物，在營養質方面比農地上的作物差了許多。事實，吃在嘴裡也會發現田地上的農作物和速成栽培的作物兩者的味道有極大的差距。

除了肉品、蔬菜之外，更嚴重的問題是速食品等加工食品。有關食物的弊害後章會有詳細的說明。總而言之，帶有多量食品添加物的加工食品，結果只會造成細胞陷入缺氧的狀態。

由此可知，在我們的生活周遭，的確充斥著極多會毀損人體健康的因素。但是，我們卻很難逃離這樣的生活環境。

即使喝礦泉水、進食有機農耕的蔬菜、住在空氣新鮮的郊外，然而只要不離開今日的地球，還是無法避免受害。而且現實中若要過這樣的生活，必須有極大的努力。同時，在經濟上可能必須付出相當可觀的代價。

所以，即使不情願卻也只能將就這樣的生存環境。相反地，我們應該像從柏油路上的裂痕中冒出芽而堅強地成長的雜草一樣，從不利的生活環境中激發強勁的生命力，在身體內製造足以祛除缺氧因素的能力。

首先必須有充分的飲食、運動與睡眠。當然，精神的健康也是重要的。有規律的日常生活是最重要的。如果還覺得有所不安，也可藉著鮫魚肝油等可以供給氧氣的食品以維護健康。

如前所述，人體每天會製造叫做鯊烯的成分（主要是成為皮脂的一部分）是，當人的飲食生活不正常或陷入不健康的狀態時，鯊烯的製造量會減少。相反的，若有正常的飲食生活時，人就不會那麼容易染患疾病。換言之，這是表示疾病之源的氧氣供給滯塞，多半出於飲食生活的紊亂。

●細胞疲勞肉體也會疲勞

形成人體生命現象的最小單位是細胞，細胞藉著新陳代謝的作用反覆地分裂而不斷地增殖。老化的細胞死亡後新長成的年輕細胞馬上取而代之。

而那些老化死亡的細胞則變成污垢、汗水或廢物排出尿中。據說細胞從生成到死亡其週期大約半年，換言之，就構成人體的細胞而言，半年前的自己和現在的自己已經是截然不同的兩個人。當然，最重要的腦細胞是不會進行細胞分裂，所以，人的記憶與意識可以維持原樣。

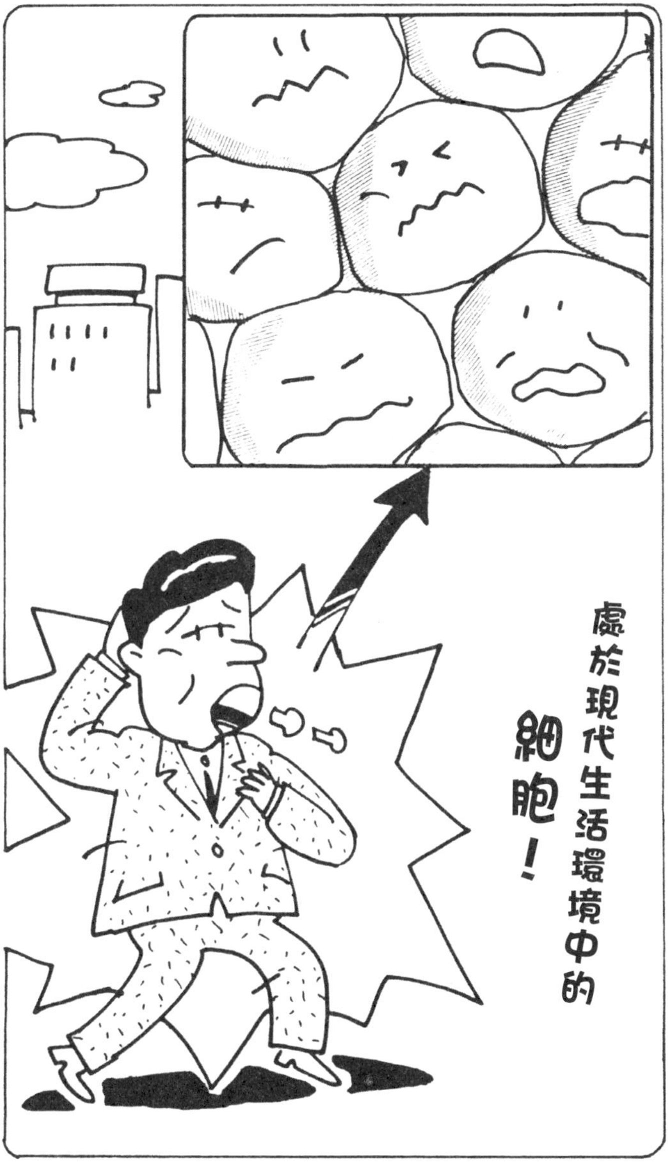
處於現代生活環境中的
細胞！

不過，人體細胞不分晝夜急速地反覆增殖與分裂，這時最需要的是各種營養素與充足的氧氣。當然，細胞成長之後為了發揮所具有的機能，仍然需要營養與氧氣。

但是，如前所述，現代人的生活環境並無法提供完全新鮮而營養的氧氣。同時，現代的飲食生活方面也有問題。食品本身品質的低落、各式各樣的化學添加物或對生物體造成影響的精神壓力等……處於這樣的狀態下，人體內的細胞自然無法充分地發揮其本來的機能。

所謂細胞，其實就是人體本身。而且這些細胞以半年為週期的頻率做新舊更替的新陳代謝。這表示細胞需要新陳代謝，並且這對人體而言也是一項絕對必要的重大「工作」。

細胞疲勞時肉體也會疲勞——這是理所當然的。

●認識惡性循環以致生病的原因

事實上並沒有所謂的「原因不明的疾病」，既然有病必有其因，正因為有病才會造成疾病。世上萬物都脫離不了因果的循環，即使是疾病也不例外。

而疲勞也是一樣。疲勞是有其原因的。連續數天無法消除的疲勞，是身體本來具有的恢復能力變弱的證據，而且有因此發展為疾病的危險性。

不論是肉體疲勞或精神疲勞，我們只要覺得疲勞就想要休息，這是一種本能。大腦會在體內下達「睡眠」的指令，以便恢復疲勞，於是人會自然地打起哈欠。事實上，這是腦向人警告其體內細胞已陷入氧氣不足的狀態。

當人進入睡眠時，呼吸會變得深而緩慢。胃腸的活動也會變慢，睡眠是要消除人在甦醒時所使用的肌肉或其他臟器的疲勞，亦即回復不足的氧氣。

一整天在戶外玩得滿身污泥的孩子，多半當天晚上會睡得甜熟。即使玩得精疲力竭，只要充分熟睡，隔天就可回復原有的精神。兒童因為其細胞本身年輕又健康，新陳代謝作用也活潑，自然會有如此自然健康的形態。

但是，多數精神上的壓力或肉體上的疲勞已呈慢性化的成年人，即使累得精疲力竭，躺在床上也無法進入熟睡，到了隔天早上仍無法消除身體的疲勞。有些人即使有充分地休息，仍然無法回復的徵狀，這就是不健康的狀態。

換言之，細胞本身已經積蓄了過多的疲勞。這多半不是氧氣不足，而是氧氣很難供應給細胞本身。然而不論是那一種狀況，毫無疑問地，細胞已經陷入缺氧的狀態中。

如果置之不理會如何呢？當然是會生病。

當細胞因疲勞而機能變弱時，胃腸的機能也會變得遲鈍。消化吸收能力減低，造成飲食的消化不良，造成含有多樣毒素的酸性腐敗糞便（後章再詳細說明）。毒素被腸所吸收並且混入血液中，血液因此混濁而失去把氧氣輸送到身體各個部位的能力（血液中的紅血球中所含的血紅素是氧氣的「輸送員」），這會使細胞陷入缺氧的狀態。當細胞的機能變弱時，胃腸的機能也隨之衰弱。

胃腸機能衰弱時就難將酸性腐敗糞便排出體外……如此一來，人體就陷入一種惡性循環的狀態。

總而言之，由於這樣的惡性循環，身體細胞本身的回復力減弱，整體的自然治癒力消失，結果就產生了疾病。

強固的房子是指地基穩固，棟樑、屋樑也強固的房子。公司也是一樣，健全的公司是指有完善的職員教育並且組織穩固者。總而言之，內容最重要。

而身體的內容就是細胞。如果體內的細胞陷入缺氧狀態，變得虛弱而無法發揮原有的機能時，身體當然會產生疾病。

●癌是缺氧細胞所變成的

現代人最恐懼的不治之症是癌症。癌症是居所有死因中的首位，雖然目前對癌症有各式各樣的研究，但是，卻仍然無法找出明確的原因及其治療方法。

但是，對於細胞已瞭若指掌。

其性質之一是嫌氣性。換言之，討厭與空氣氧氣接觸。雖然構成人體的所有細胞都是好氣性細胞，然而突然生出性質迥異的異生物，的確是匪夷所思的疾病。

這個神秘的異生物，被氧氣中的臭氧（O_3），碰觸後會隨即潰壞，造成圓形質崩壞而死滅。由此看來，癌是極度缺乏氧氣的細胞群。

同時，我們知道癌細胞並非突然產生，而是由一般的細胞逐漸轉化而成的。換言之，細胞是由構成細胞核中染色體的DNA（彷彿是細胞所擁有的性質等所有情報的資料中樞）的作用，依符合各自機能的條件進行分裂、繁殖。相對的，癌細胞則是突然產生「變化」的突變細胞。

若把分裂、生成的細胞比喻成列車，DNA彷彿是軌道。DNA的情報正如軌道中的各個支點。如果支點正常，列車就可到達目的地。換言之，皮膚上的就是皮膚的細胞；指甲上的就是指甲細胞。

但是，如果軌道上的支點毀壞而把列車誘導到另一個目的地……這就是癌細胞。本來應該成為胃壁的細胞，卻無法變成胃而變成完全不同的組織，而且漸漸地增殖變成和原來的性質完全不同的東西。這對健康的其他組織而言是無法忍受的。它彷彿是獅子身上的虱子。是細胞中的叛徒。

但是，DNA的支點之所以混亂，是有其原因的。其中包括致癌性物質或傷痕、精神壓力等等不勝枚舉。不過，根本的問題是在細胞本身。

受傷的細胞為了復元會補充氧氣，如果氧氣充分，細胞就可順利地維持其機能，然而氧氣不足時情況會如何呢？

正如前面所述，疾病的起因在於細胞缺乏氧氣，癌症也不例外。DNA所具有的正確情報之所以發生錯亂而變成癌，是因為細胞想要適應欠缺氧氣的環境。結果，令人驚訝地突變成嫌氣性。換言之，在無氧的環境下細胞進行分裂、增殖，這就是癌。

橫田良助醫學博士，將上述的致癌理論命名為「氧氣缺乏致癌說」，並有科學上的證明。

第一章所介紹的利用鮫魚肝油治癒癌症的實例，是因為肝油所具有的供給氧氣的效果。有關這一點會在第三章做詳細的說明，而其原理是肝油由血液或皮膚滲透到體內，對於在癌細胞周圍因氧氣不足而發出「ＳＯＳ」的細胞產生作用，改善其缺氧的狀態。只要改善缺氧的狀態，就可減低受癌細胞侵略的威脅。

不，非但如此，由於嫌氣性的癌細胞不適合在氧氣充足的環境下生存，結果也會使癌細胞受到抑制。

●致癌性物質具有奪取氧氣的性質

針對可能是使好氣性細胞變質為嫌氣性的主因（致癌性）的物質進行調查後，得知了下面的事實。

那就是我們發現了致癌性物質具有奪取氧氣的強烈作用（還元性）。當致癌性物質被吸收進入體內並混入血液達到細胞後，會極力地搶奪細胞的氧氣。

詳細地說，所謂致癌性物質在其被分解的過程中具有需要氧氣的特性，而其

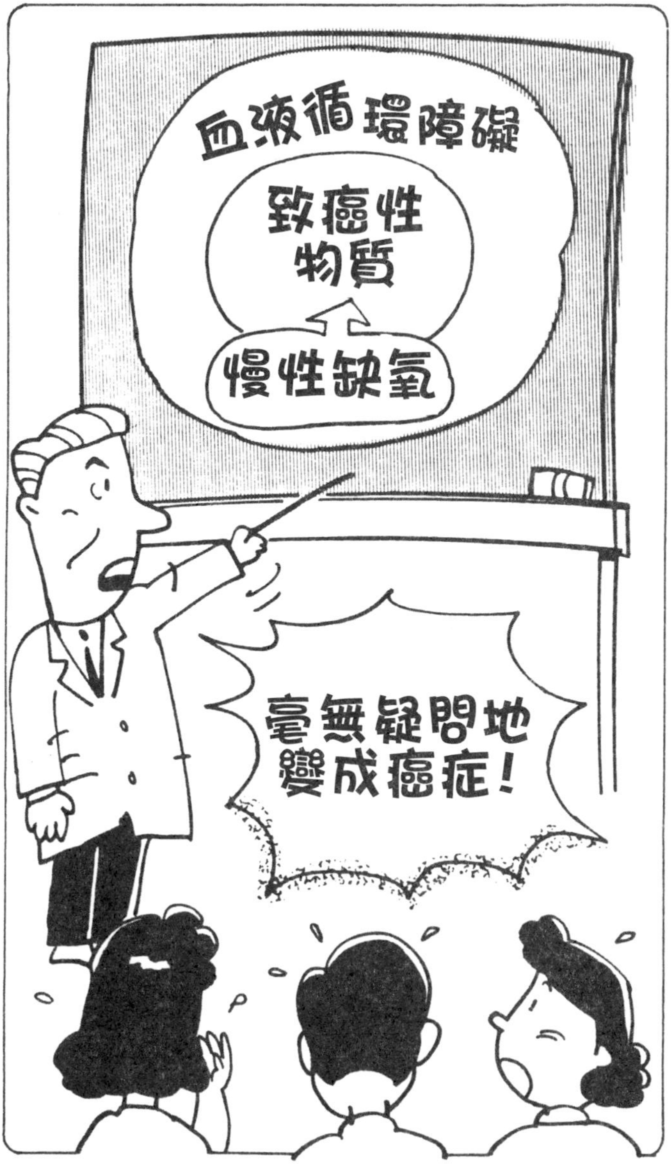
血液循環障礙
致癌性
物質
慢性缺氧
毫無疑問地
變成癌症！

必要的氧氣則從附近的細胞奪取。

當然，除了致癌性物質之外，在分解過程中也有需要奪取氧氣的物質。但是，要區分是否為致癌性物質，乃在於該物是否具有會停留在某一個部位做持續性奪取氧氣的作用。

如果滯留在固定的部位持續性地奪取氧氣，就會造成該部位缺氧的程度變強。而具有這種特性的物質就是致癌性物質。

另外，傷害作用也是致癌的原因之一。最典型的例子大概是胃潰瘍。有許多潰瘍會發展成癌症，原因也可斷定為「缺氧」所致。當體內發生潰瘍時，由於被迫必須修復潰瘍的傷口，其周邊的細胞會急劇地反覆著細胞分裂。換言之，呈現肉芽作用。這時，增殖這些修護細胞的必要條件是需要大量的氧氣，這些新鮮而柔弱的「稚幼細胞」在接受氧氣的供給下漸漸地成長。

但是，當潰瘍傷口過大或發生血液循環障礙而使氧氣供給不充裕時，新生的細胞會立即產生「病變」。稚幼細胞很容易受周圍環境的影響，是很容易變化的細胞。

換言之，「即使沒有氧氣也要分裂、增殖！」結果就會突變出癌細胞。癌細胞為了減少，甚至停止對氧氣的需求，會以驚人的速度增殖。

致癌性物質、潰瘍、血液循環障礙三重病因，若再加上細胞的慢性缺氧四面夾攻，人體就糟了，毫無疑問地會產生癌細胞。總而言之，不僅是癌，幾乎所有的疾病都是因細胞的缺氧狀態而引起的，這是不容置疑的事實了。

從一切的生物基本上是依賴氧氣為生的實情看來，構成生命單位的細胞怎麼可能會例外呢。請各位務必十分的留意，不要讓重要的細胞陷入缺氧的狀態。

會短縮生命的酸性腐敗便

●太臭的糞便是危險信號

很抱歉，以這種難登大雅之堂的排泄物為話題，不過，我想來談一談我們的排泄物，亦即糞便。糞便是人體消化吸收食物的營養後的殘渣。換言之，由口進入的食物在胃、腸消化、分解，被人體吸收其養分後所剩下的就是糞便。

當胃腸機能正常，而所進食的食物也符合人體健康時，糞便會以一般的形狀、氣氣排泄出來。

但是，當身體產生異常（尤其是消化機能衰弱）或食物不符合人體時，糞便便會異於平常。不但是顏色、形狀，連氣味也會變得異常。

如果染患胃潰瘍等消化器系出血，糞便會混雜著血絲或顏色濁黑。同時，當因為某種原因使得胃、腸等消化器系的機能減弱時，食物將無法被「消化」而呈

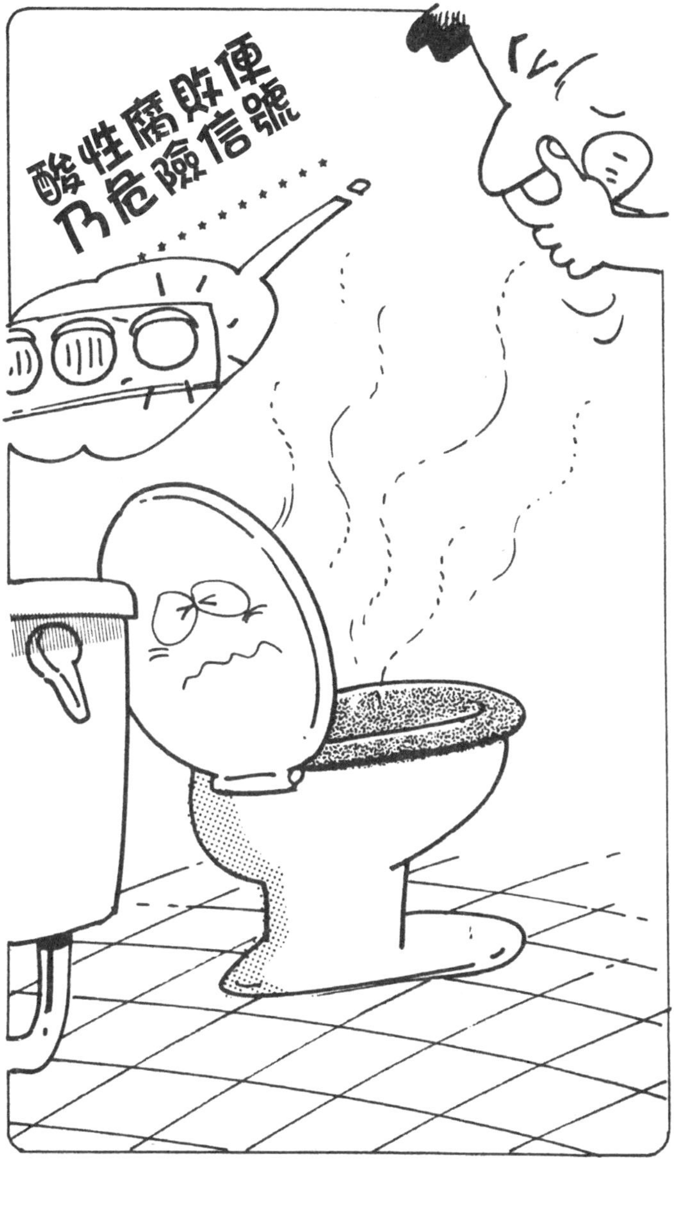
酸性腐敗便
乃危險信號

現「腐壞」現象。腐壞的糞便和消化便相較起來其氣味簡直臭氣沖天，而且會產生對身體極為有害的物質。

儘早將這些毒物排出體外可減輕其傷害。因此，人體會自然地產生腹瀉的現象，趁糞便中的毒物尚未被人體吸收之前將它變成水樣的糞便排出體外。人的身體正常時，會自然地以二重、三重的防衛機能保護自己。

事實上，糞便是最誠實的「健康指標」。

其中需要特別一提的是「酸性腐敗便」。簡單地說，是「在酸性條件下腐敗的糞便」。

酸性腐敗便是，橫田良助博士在長年與患有心臟病或腦溢血的患者接觸中，以臨床醫師的立場，察覺到腐敗病是促成這些疾病發作的直接原因。並且，已經藉由原因物質等分子層次等科學佐證得到完全的例證。

人因某種原因而導致消化不良（這和飲食的質、量、吃法以及當時消化系統的狀態、消化能力等有密切的關係），使體內產生多量的腐敗物時，硫酸鹽或有機酸類等酸性物質也會隨之產生，腸內的PH值會變成二·五～五·五的強酸狀態。在這樣的狀態下維持我們生命的營養素、蛋白質會腐壞。

結果，構成蛋白質的氨基酸會因為大腸菌的酵素脫碳酸作用（從分子中分離出碳酸和氧氣變成 CO_2 的形式），製造出被稱為「胺」的蛋白性物質。

這種物質具有激烈的血管收縮、痙攣作用及組織傷害作用。心臟病發作或腦溢血等就是因為「胺」物質所直接導致的。而這被認為循環器系疾病發生的結構，亦即所謂的「酸性腐敗便」學說。

也許，有人會反駁說：「糞便本來就是腐敗的東西，當然會發出惡臭。」但這是錯誤的觀念。當糞便夾雜著大腸菌或其他無數的細胞排泄出來時尚未腐壞。而是在它與空氣接觸，變成細胞的飼料階段才開始漸漸腐壞，這才是正常狀態的糞便。

但是，酸性腐敗便就不同了，因為它是食物在酸性狀態下腐敗變成大量的腐敗產物或產生「胺」的蛋白性物質。這種物質具有強韌生理作用的劇毒物質，因此，會發出異樣的惡臭。

文字上很難形容那是什麼樣的惡臭，若真要比喻，只能說它彷彿是一個腐爛的內臟，再加上強酸的味道。雖然糞便的氣味會因為飲食的內容有微妙的變化。不過，臭還是臭。

腸裡面有上兆個細胞生存，它們負責將由口內進入體內的食物做最後的分解作業。糞便中有一半是細胞的殘骸，不過，人所進食的營養分並非完全被腸所吸收，即使是健康狀態的糞便中，也仍然殘存著許多尚未吸收完全的營養素。

這從東南亞一帶在高架式房子的廁所下飼養家畜，以糞便做其食餌就可現其端倪。有些在小河川的上游搭建茅廁，如果有正常的便排泄出來，河川裡的魚會爭先恐後爭食落下來的糞便。不過，若是遇上腹瀉便（**酸性腐敗便**）則會趕緊抱頭鼠竄。因為魚兒們知道腹瀉便具有強烈的毒害性。

酸性腐敗便的特徵是糞便中具有強烈的酸性，人的腹部裡有著腐敗而具有毒性的物質（**蛋白性的胺類**），從常識來看當然對健康無益。

世界著名的學者，也是腎臟研究家，利比特維茲博士曾經斷論：「人體內所產生的眾多物質中，具有會致人於死的強烈作用的物質，除蛋白性的胺類外無他。」

如果覺得「糞便或放屁比平常臭」時，可能是有腐敗的糞便積存在腸中，那就應該注意並做適當的處置。

●便秘、酸性腐敗便會縮短生命

男性四％、女性十％——這個數值是患有習慣性便秘者的比率。眾所周知糞便是食物的殘渣（不過，其中含有許多小腸無法吸收的營養分）。儘早把有害的物質、不要的物質排出體外，也是健康上的常識。但是，即使想要把不好的物質排出體外，卻無法如願排出去的狀態，就是便秘。

如果是一、兩天的便秘倒還可忍受。如果是三天，下腹部便會覺得鼓脹，到了第四天會覺得痛苦，第五天可能就無法忍受了！

雖然每個人的症狀各有不同，不過，便秘的確使人感到不舒服，而且它還具有習慣性。換言之，便秘會變成一種僻性。

不過，為何會造成便秘呢？觀察患有便秘症者的生活起居以及各種相同資料的分析，可以發現其大部分都是飲食快的人。快食會造成消化不良，便秘似乎是因此而產生的身體反應。

消化不良會減低營養的吸收效率。結果，無法消化的營養分會多量地殘存在未消化的腸內物質中，如果就此當成糞便排出體外，其所含的營養分都將被浪費掉。因此，人體為了要吸收這些營養素，會設法讓這些物質儘量留存在腸中，然後利用腸內的細菌或消化液做大致的分解作業。結果糞便會漸漸地積存而壓迫大腸下部的腸管，使大腸壁變成緊繃著的狀態。

一般糞便的排泄是藉由大腸的收縮力（蠕動運動）排出體外，然而到了這個狀況，大腸將無法發揮其原有的機能，亦即把糞便擠出體外的力量變弱了。而且大腸下部通往直腸的部分，具有強力吸收糞便中的水分，使糞便形狀整齊的機能。因此，當糞便滯留在這個部分的時間過長時，水分會被充分吸走而變得異常堅硬。因而，若不對便秘採取因應的措施，會使便秘的傾向日形嚴重

這是占居便秘症八成左右的「遲緩性便秘」的形成過程。

而且當消化機能減弱時，會引起腐敗發酵而產生酸性物質，結果產生酸性腐敗便。這時由於在腐敗過程中所產生的蛋白性胺類的痙攣作用，也可能造成腸管的痙攣。結果糞便黏在發生痙攣的腸管內無法排出體外。

據說，這是「痙攣性便秘」發症的情形。

除此之外，還有各種要素也會引發便秘現象，便秘是一種消化不良狀態。這種消化不良的糞便一直積存在腹中，對健康並沒有好處。

便秘除了會令人感到腹痛之外，還會引發頭痛、昏眩、皮膚粗糙、倦怠感……等各種症狀。尤其是追求「美麗」的年輕女性，如果染患便秘就難獲得真正的美麗。不過，比便秘便令人恐懼的是，體內積存著酸性腐敗便。

尤其嚴重的是，便秘的狀態下又產生酸性腐敗便的情況。如果無法排泄具有

猛毒的酸性腐敗便，而腸內壓力升高變成一種刺激，反而促進對蛋白性胺類的吸收時，恐怕會因此危害到生命。有時也會因而引起心臟障礙（急性心臟衰弱、狹心症、心肌梗塞等）或腦中風（腦溢血、腦梗塞）等疾病。

●可怕的酸性食品群

蛋白質（主要是動物性蛋白質、肉類）因某種原因而無法被消化時，除了會產生大量地腐敗產物之外，還會製造出大量的硫化素氣（污濁河川等散發出來的強烈臭氣）、碳酸氣、水素氣等，以及硫酸鹽、有機酸類等酸性物質，使腸內陷入強酸性狀態（PH二・五〜五・五）。

當這類有害物質過多時，最好的辦法是儘量把它們排出體外以避免受害。平常碰到這種狀況，身體會出現「腹瀉」的「防衛反應」，利用腹瀉把有毒物質掃除乾淨。不過，如果有多量的酸性腐敗便，而且又染患便秘時，腸會吸收有害物質（蛋白性胺）引起激烈頭痛、嘔吐、頭暈等各種自覺症狀，或引起心臟病、腦

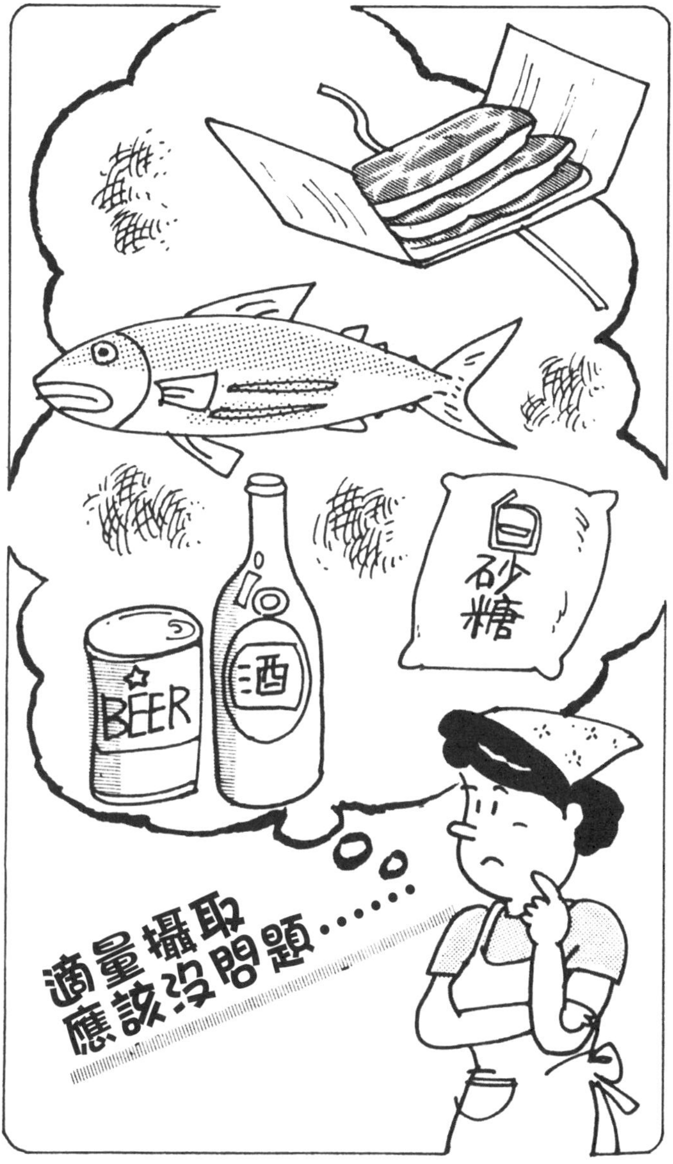
白砂糖
BEER
酒
適量攝取
應該沒問題……

溢血。

製造彷彿腐臭的污濁河川的酸性腐敗便的主要食物，是油膩的肉品或魚，除此之外，雖然並非直接的原料物質（亦即蛋白質），卻會使腸內酸性化的物品是，白砂糖或酒類等酸性食品群。

而且化學藥品、食品添加物、鹽素淨化水（自來水）等會對消化器帶來傷害，使其機能減低，是容易造成腐敗便的要因。

這些都是我們周遭常見的食物，而且是我們經常進食的東西。不過，這些食品群並非全對身體有害，如果攝取適量，應該不會發生問題。問題是吃得過多或常食這類食品，尤其是感冒或便秘時，消化能力會相對地衰弱，應該特別地留意飲食的攝取法。

●預防酸性腐敗便的營養學

營養素大致可區分為蛋白質、碳水化合物、脂肪三種，如果再加上維他命及礦物質就是所謂的五大營養素。要預防酸性腐敗便，必須適量而均衡地攝取這些營養素，尤其是所謂必要的營養素更是不可或缺。

根據現今營養學的理論，人一天應攝取的能量大約是二千餘卡路里，而蛋白質一天攝取約三十公克左右。但是，有關飲食內容的問題，由於有許多學者發表各自迥異的學說，令人搞不清楚該以何為基準而無所適從。

同時，即使每天依規定攝取二千餘卡路里、蛋白質三十餘公克的飲食，仍然產生許多疾病，有許多人仍然被許多疑難雜症所困擾著。

在世界的長壽地域內的人，大約每天只攝取一千五百餘卡路里，蛋白質攝取量似乎也不多。同時，宗教的修行者，有些甚至違反現代營養學的常識，每天只攝取低卡路里、低蛋白質，雖然進行非常嚴苛的修行，然而身心依然健康。

因此，這些事例中存在著超越現代的醫學和營養學的問題，而這一點尚未獲得闡明。同時，雖然我們常說「要攝取均衡的營養」，然而這句話卻有問題。因為到底要以什麼為基準才叫做飲食均衡呢？這個基準並不明確。它可以說是欠缺科學上的根據。

現代營養學並沒有顧慮人體對各營養素的吸收效率，亦即食物被體內吸收的程度。如前所述，人的糞便中並非完全是廢物，其中還含有尚未完全吸收的豐富營養素，這已是不爭的事實。

換言之，從口中所進食的營養、卡路里量，扣除糞便中所殘存的營養、卡路里量才是真正被身體吸收的分量。如果不正視這一點，而只強調口中所進食的量那就大錯特錯了。

另一方面，食品中有所謂的鹼性食品、酸性食品，這是根據食品所含有的礦物質是鹼性或酸性之別而做的區分。我覺得這頗值得留意。

譬如，如果持續進食酸性物質，人的身體會有何變化呢？也許暫時間因為人體所具有的「恆常性」的機能而使體液的液性能保持不變。但是，長期下來骨中的鈣質（鹼性物質）卻會因之逐漸溶出，造成骨頭彷彿被昆蟲啃食後出現洞孔而無法發揮正常的功能，同時也很容易產生酸性腐敗便的狀態。

所以，應該儘量均衡地攝取鹼性食品與酸性食品。在顧慮身體健康時，千萬要留意不可攝取過量的酸性食品。

不過，似乎有不少人不懂何謂鹼性食品、酸性食品。舉例而言，一般人都不知道何以那麼酸的梅干會是鹼性食品。梅干的酸味的確是因為酸而產生的，但是，進入人體後會顯示鹼性。

它的道理是這樣的，當食物被消化吸收運送到血液或各細胞，在此燃燒後產生熱能。當然，這裡所指的燃燒並非發出火燄的燃燒，而是在體內的各細胞中進行化學反應，這時會產生熱能。

那麼，物質燃燒後會變成什麼呢？當然是燃燒後的廢氣，亦即灰燼。

這些灰燼是礦物質。這些燃燒後的灰燼溶化在水裡時，所呈現的酸鹼性才是判斷該物質是鹼性或酸性的根據。

以梅干而言，梅干燃燒後變成灰時，含有多量表示鹼性的礦物質，所以它是一種鹼性食品。

各位從以上的說明大致可以瞭解鹼性食品和酸性食品的分別吧。

簡單地說，那些食品本身並不是呈現酸性，而是在消化吸收的過程中，使身體傾向於酸性（更簡潔地說，是使血液變成酸性，換言之是污濁了血液）。

過量攝取酸性食品是造成酸性腐敗便的原因之一。因此，如果進食肉類、魚類等酸性食品後，必須多量進食鹼性食品（蔬菜等）。

同時和食品一樣重要的是水。人體的三分之二以上是由水分所構成，因此水是維持健康不可或缺的物質。話雖如此，卻不可以任意取水喝。曾經有一個時期，因為自來水的鹽素殺菌而產生致癌性物質trihalomethane（有機鹽素化合物）的問題。同時，工廠所排出的廢煙中含有大量的酸性物質，因此也造成了酸雨等問題。而有些地區以淨化殺菌為名，會使用加入有鹽素的消毒液噴灑，當然會使土壤酸性化。

九十三歲高齡仙逝的日本營養學家川島四郎博士曾說：「如果我能當上總理大臣，不論誰反對，一定在所有的水源地、所有的河川上大量放置含鈣石塊。這一點我一定會斷然執行。」

日本全國長壽者的分佈區域圖和鈣質的分佈圖幾乎重疊在一起，由此可知飲用水水質的良否，似乎對健康有極大的影響。

因此，目前礦物質減少的自來水，老實地說，從健康的觀點而言並不值得推廣，儘可能改成礦泉水或做成鹼性飲用水。如果是含離子的鹼性水則是最好不過的。

接著我想針對腸中所蓄積的宿便做一點說明。所謂宿便是黏在腸壁上的穢物，它不但會妨礙營養的吸收，宿便本身也和酸性腐敗便一樣，具有將有害物質透過腸壁溶入血液中的作用。

據說宿便可以藉由每天規則性地飲用含離子的水而去除。同時，攝取纖維質的食品也可以有效地預防便秘。

最理想的是接受專家的指導，進行短時間的斷食。把會發出毒性對身體有害的物質清除乾淨，一定會使人覺得彷彿重生般地清爽。

●要淨化血液首重氧氣供給

若能改善日常的飲食生活，必然會使胃腸變得健壯，所攝取的營養也會被充分地消化吸收。

不過，如果向來的飲食生活並不規律，或者因為精神上的壓力等，而使胃腸長期處於重負擔的狀態時，要想回復健康就不容易了。最主要的原因是，當血液已受到污染，即使事後竭力改善飲食生活，也難以達到效果。

那麼，該如何才能淨化血液呢？歸結地說是要供給血液充分的氧氣。動脈的血液是呈鮮紅色，靜脈血則呈污濁，其原因很顯然是血液中所含氧氣量的差別。

眾所周知的，對身體供給氧氣的工作主要是在肺部進行（部分是由皮膚表面吸收）。污濁的血液在肺部放出二氧化碳，然後吸收氧氣。

擔任此重大任務的是紅血球，攜帶著氧氣的紅血球遍達身體各個角落，把氧氣輸送給在現場克盡其力發揮效用的細胞。細胞接受氧氣後把二氧化碳交給紅血球。藉由血液如此巧妙地運作，人的生命才得以維持。

但是，如果氧氣的供給不足時，各細胞所接受到的氧氣當然也不夠。結果會變成所謂的缺氧細胞而成為引起癌症的原因。改善之道在於如何增加氧氣的供給。提高心肺機能（aerovicks氧氣健康法等）以增加氧氣量就是方法之一。不過，如果尚嫌不足時服用鮫魚肝油亦可達到效果。

血液污濁是指本來可輸送一百單位氧氣的紅血球，變成只能輸送六十單位左右，其他的四十單位的位置被水素離子或二氧化碳所佔領。因此，如果能驅逐這四十單位的「不速之客」使紅血球活性化，而能確實地將所應輸送的氧氣送達身體各部，那麼，末端細胞就不會陷入氧氣缺乏的狀態。

鮫魚肝油具有氧氣供給活性化能力。簡言之，它可以發揮「去除不法分子」增加血液中氧氣的效果。

鮫魚專欄②

漁夫所知道的肝油秘密

深海鮫的肝油獲得青睞是近十幾年來的事。但是，古時候已經有人知道鮫魚肝油的神奇妙用。譬如漁夫，他們親身體驗食用鮫魚肝油或將其塗抹在身上。據說琉球古製的獨木舟舟底會塗上一層鮫魚肝油。因為這可以避免木頭腐爛及防止海螺或貝類的附著。漁夫的智慧可真了不起！

據說以前捕獲深海鮫而聞名的日本駿河灣的漁夫們，把鮫魚肝油視同萬能的秘藥。深海鮫的原產地在太平洋密克羅尼西亞，當地的人民便把深魚鮫的肝油當成靈藥般地重視。

最近，由於市面上出現了各式各樣的新藥，因此，自古傳承的民間藥品，反被當成是「迷信」品而受到輕視。但是，漁夫以自身的經驗得知鮫魚肝油的神奇效果，因此，在漁夫之間，鮫魚肝油仍然廣受好評。

在日本鹿兒島地方曾經盛行利用鮫魚肝油炸魚片。據說這是道非常美味可口的食品。在第二次世界大戰中日本國內的食用油極端缺乏，據說鮫魚肝油曾經被做為炸天婦羅油使用。如今回想起來是多麼令人可惜又令人羨慕！

到了現在，不僅是漁夫們，連製造精密機器的工程師們也肯定鮫魚肝油的神奇效果。因為把鮫魚肝油經過精製提煉並飽和添加水素，使其成為安定的型態後，就可以產生即使在超低溫下也不會凝固而且極富潤滑性的油，這就是鮫魚肝油精。

從獨木舟的船底到高級的精密機器，鮫魚肝油的用途極為廣泛。它不僅可以維持、促進人體健康，在其他方面也是利用價值極高的油。即使是早就知道鮫魚肝油對健康有益的漁夫，也從未想過鮫魚肝油的應用範圍竟然這麼廣吧。

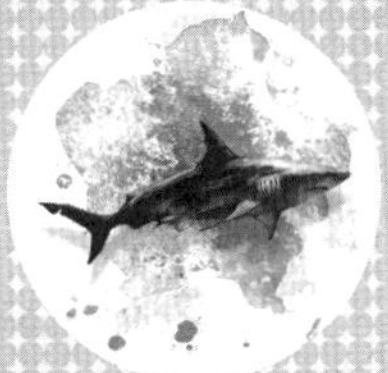

第三章

製造「活性細胞」的魔術液體

認清鮫魚肝油的真面目

●鮫魚肝油到底是什麼？

有一陣子，因為深海鮫魚精的風潮，而使鮫魚肝油精在一夜之間成為家喻戶曉的保健至寶。

所謂鮫魚肝油精，其主要成分是鮫魚的肝臟中所含有的「油脂」。它是生命的泉源——大概有許多人對鮫魚肝油也有這種程度的認識吧。

但是，卻鮮少有人知道肝油的神效是來自其中一種叫做鯊烯原素，其分子構造是炭素和水素，是凝固點極低的油狀液體。同時，雖然深海鮫的肝臟裡含有大量的鯊烯，然而其他魚類的肝油中卻幾乎沒有這種物質。

「只要是肝油什麼都一樣。」

這個觀念是錯誤的。含有多量鯊烯的肝油可以說是深海鮫的專利。肝油以鯨魚（牠是眾所周知的哺乳類）或鱈魚等魚類最為有名，多半是做為維他命A、D等營養劑使用。不過，深海鮫則是與此完全不同體系的肝油。

那麼，如果是深海鮫是否其肝臟裡都含有豐富的鯊烯嗎？事實並不然，含有率最高的是稱為亞鮫的鮫魚，肝油中有七～八成的鯊烯，而稱為彩紋鮫的種類只佔二成左右。由此可見，雖然同樣是深海鮫的同伴，鯊烯的含有率卻有極大的出入。很可惜的是，其原因尚不得而知。

不過，更傷腦筋的是，同樣是鮫魚卻也有不含鯊烯的種類。

目前所能證實的是屬於司克亞斯（音譯）科的鮫魚，肝油中一定含有鯊烯，而屬於其他科的鮫魚則沒有鯊烯的成分。

「從眾多的臨床例子中已經明確地證實鯊烯的神奇效果。不過，至今還不能明白為何深海鮫的肝油中含有那麼多量的鯊烯，其形成過程也不得而知。」

這並非研究者為自己做辯解，相反地，這種神秘性也許可以說是鮫魚肝油的魅力之一。

●鯊烯具有提供氧氣的神奇效果

事實上，我們的體內也會產生鯊烯，這一點真是令人匪夷所思。具體地說，細胞尤其是皮膚細胞所產生的皮脂中發現具有鯊烯的成分。雖然各部位的含有量有其差別，不過，除了皮脂之外，從動脈內膜到大腦細胞都含有鯊烯的成分。

而且十五、六歲到二十歲之間的少女，亦即女性皮膚最顯得柔嫩、光滑的時期，皮脂中所含有的鯊烯量增加得最多。由此可知，鯊烯對細胞活性化的效果是不容置疑的。

住在深海底下的鮫魚和我們人類竟然意外地具有共通點，委實令人感到意外，不過，若了解鯊烯的機能就知道這實在不足為奇。

鯊烯的機能簡言之是「供給氧氣」。

體內的鯊烯是經由什麼樣的程序而發揮供給氧氣的機能？事實上筆者也無法明確地解釋其具體的化學結構。然而根據許多臨床實證的結果（亦即利用歸納法

◎食品中的鯊烯含有量

・橄欖油 **1989~6855**	・蛋黃 **47**
・魚肝油 **520**	・比目魚 **50**
・玉米油 **279**	・鮪魚 **30**
・紅花油 **37**	・奶油 **61**
・牛肉 **20**	・乳瑪琳 **17**
・牛腎臟 **19**	・硬乳酪 **96**
・牛肝臟 **19**	・牛奶 **11**
・雞肉 **16**	・花生 **22**
・鴨肉 **21**	

（單位:食品*1g*當做*100*萬分之*1g*）

◎鯊烯的熱能主要臟器分布圖

・皮膚 **148**	・甲狀腺 **5**	・腎臟 **18**
・皮下脂肪 **300**	・淋巴節 **52**	・膽囊 **9**
・動脈內膜 **40**	・胰臟 **30**	・小腸 **8**
・骨骼肌肉 **25**	・心臟 **24**	・肺 **5**
・副腎 **22**	・肝臟 **21**	・小腦 **8**
・睪丸 **7**	・大腸 **20**	・大腦 **6**

（單位:食品*1g*當做*100*萬分之*1g*）

的論理）而得到一個結論是，鯊烯可能具有提供氧氣的機能。

第一個原因是，鯊烯具有安定化傾向。

鯊烯的分子構造是$C_{30}H_{50}$，即炭素原子是三十個，水素原子是五十個。但是，這個構造是極不穩定的形態，從數字上看來，水素原子少了十二個。安定的形態應該是每一分子有六個雙重結合的不飽和部分要全數充滿的$C_{30}H_{62}$。

換言之，鯊烯的這種結構應該是常會感到「水素水足」，一有機能即會想盡辦法向外奪取水素。

而在其周遭隨處可得多量的水H_2O，正是含水素最多的分子。既然是水，則體內到處都有，尤其是血液的主要成分也是水，而且會透過毛細孔遍佈在全身。再說細胞本身也含有多量的水分。

照理說鯊烯會從其周邊的H_2O奪取水素原子。若以化學方程式表示，則其結構如下：

$$C_{30}H_{50} + 6H_2O \rightarrow C_{30}H_{62} + 3O_2$$

當鯊烯搶奪水素原子，結果產生了三種氧氣分子。當然，體內不可能有產生如此順利的化學反應，不過，如果體內能供給其大量的熱能，這樣的反應仍是有可能產生的。因此，雖然可能性極低，基本上卻會有這樣的變化。

污濁的血液其酸性度較高，多半會混雜著多量的水素離子。鯊烯有可能也吸收這些水素離子，因此，氧氣分子很少會發生前面所示的化學反應。

但是，血液中的水素離子被去除後，其PH濃度就會鹼化，即血液會被淨化，因此，結果會得到和獲得氧氣一樣的效果。而這樣的化學反應遠比直接從水分子奪取水素原子的反應較有發生的可能性。

同時，鯊烯也可能以代用紅血球的形勢，攜帶氧氣到缺氧的部位補充其氧氣，可能具有供給氧氣的作用。

譬如，腦細胞中含有多量的燐脂質。燐脂質是其基本骨架的膽素上長著三條細長脂肪酸的物質，而這三條脂肪酸都是不飽和度極高的物質。

腦細胞僅佔人體總重量的百分之二而已，但是，新陳代謝活動非常旺盛，所消耗的卡路里佔居全體的三分之一。不但卡路里的消耗量高，氧氣的消耗也高過平常細胞的數十倍。

因此，只要血液斷絕十幾秒，腦細胞的機能就會降低。甚至還會遭致死亡。它是對氧氣的供給最為敏感的臟器。在這些部分存在著和鯊烯一樣不飽和度極高的燐脂質，足以判斷多少和氧氣的蓄存作用有所關連。

當然，鯊烯會攜帶氧氣到缺氧的部位供給氧氣的說法，到目前的階段還是尚未獲得證明的一個假說。

但是，本書的第一章介紹了許多使用鮫魚肝油而治癒雜症的例子，其中有許多因各種疾病所引起的劇痛都因服用鮫魚肝油精而緩和的報告。筆者認為這些報告是推斷鯊烯在人體內的作用的重大參考。

在法國，有人認為所謂的「疼痛」，是發痛的部位向大腦中樞申訴缺氧狀態的訊號。

而在第二章，筆者也針對缺氧與疾病的關係做了論說，在感覺疼痛的地方抹

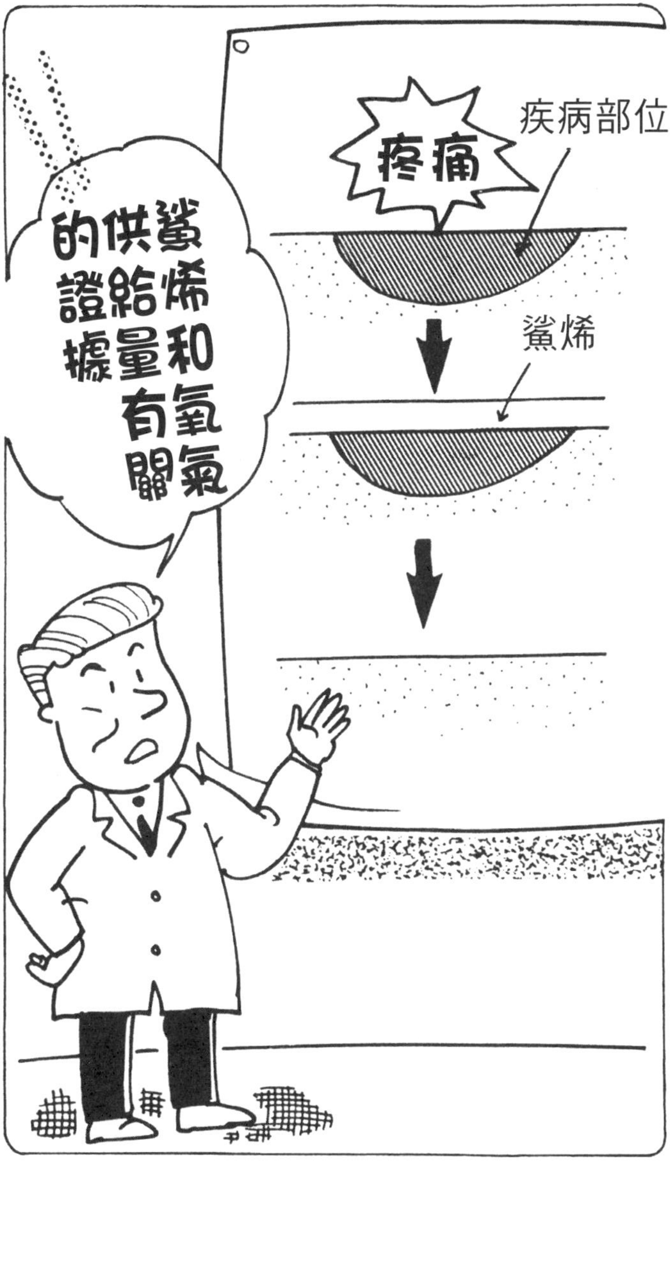
鯊烯和氧氣供給量有關的證據
疼痛
疾病部位
鯊烯

鮫魚肝油精會減輕其疼痛，同時，不久疼痛與疾病都痊癒了，這個事實應該可以說是與氧氣供給量的增加多少有些關連的證據。

當我們發現到缺氧細胞是癌症及其他各種疾病的原因時，自然不難想像鯊烯所具有的能供給氧氣以回復人體健康的功效，是何等的重大。

●日本科學家發現了鯊烯的存在

日本人因為生長在四面環海的環境，與海的關係頗具淵源。當然，和鮫魚接觸的歷史也非常長。日本神話故事《古事記》中的「因幡之白兔」，甚至出現錯把鮫魚當成鱷魚的故事（**在日本山陰地方，把鮫魚或鯊烯稱為鱷魚**）。

而發現深海鮫精髓的鮫魚肝油精，也是日本科學家。

一九〇六年工學博士辻本滿丸在當時的化學雜誌上發表一篇題為「有關黑子鮫油」的報告。其中提到小田原產的黑子鮫（**可能是高嘴鮫魚。在相模灣等地所捕獲的純黑鮫魚**）的肝油中，含有大量的炭化水素。不過，在當時尚未發現鮫魚肝油精的存在。

但是，辻本博士經過多年的研究，終於在一九一六年發現了角鯊科的鮫魚肝油精中含有大量的炭化水素，同時，闡明其組成式為$C_{30}H_{50}$。

「鯊烯」（Squalene）是辻本博士所命名的。

從工學博士的頭銜就可發現辻本博士完全以解析成分為主反覆地研究，除了鮫魚肝油之外，還發現了鯧魚酸和好氣性桿菌酵素等新化合物，可以說是日本油脂化學的巨擘。

●鯊烯可用人工製造嗎？

構成鯊烯分子的原素是炭素和水素，這兩個物質普遍地存在於自然界中。

但是，其分子結構卻是世上少見，而且是處於極不穩定的狀態。

這種極不穩定狀態的分子很難用人工製造，不過，諾貝爾獎得主的瑞士化學家，卡拉博士曾經成功地以人工的方法合成了鯊烯。

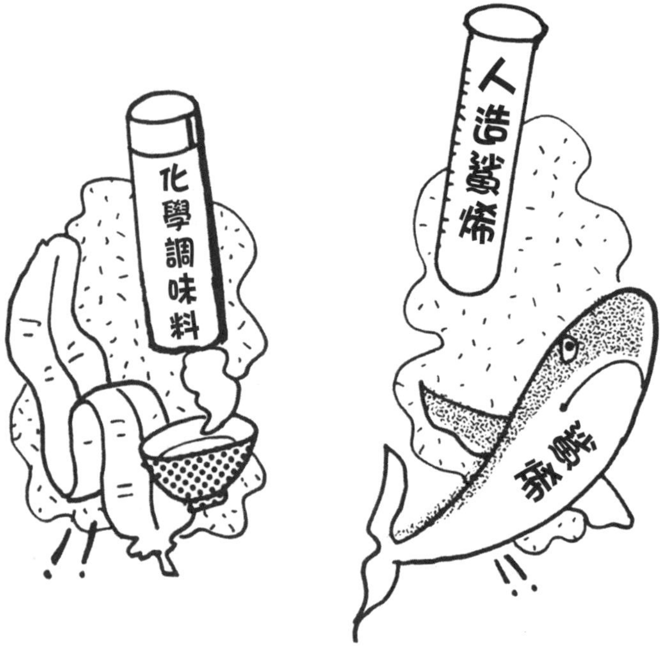

但是，其工程是利用昂貴的香料原料合成的結果，其製造出來的鯊烯也變得相當昂貴。如此一來，一點也沒有經濟效益。這個實驗的成功被稱為是實用性的人造鯊烯的第一步。不過，若考慮其實際的花費，還是無法和天然的鯊烯一爭頭角。

從以上的例子我們知道在技術上是可以製造人造鯊烯，今後隨著技術的革新，很有可能會製造出廉價的鯊烯。

但是，人工所製造的只不過

是深海鮫精髓的主成分$C_{30}H_{50}$，至於天然鮫魚肝油精中的其他微量成分則尚無法人工合成。鮫魚肝油精的效果確實無可倫比，不過，我覺得人造鯊烯到底比不上天然的鯊烯（鮫魚精）。

這彷彿是利用化學調味料和由天然昆布所調理出來的湯汁，是無法同日而語的差別一樣。

健康的維持要從細胞開始

●健康的關鍵在於細胞活性化

眾所周知細胞（Cells）由碳水化合物、蛋白質、脂質、醣類、核酸等組成不同的結構，是所有生物組成的基本成分，人體是大約六十兆個細胞所組成，每一個細胞都是健康的泉源，而疾病是因細胞的疲勞、老化而產生的。

而能使細胞健康有活力的，毫無疑問就是鯊烯。

不過，請大家要認清的是，鯊烯並非像一般的健康食品，含有什麼維他命或高蛋白質的營養食品。

不要以為食用鯊烯是對營養的補給，這是錯誤的觀念。總而言之，鯊烯並非俗話所說的營養食品。

也許有人會反問說：「但服用鯊烯後身體變得健壯，連疾病也治癒了。」

經常服用鯊烯的確可以治癒各種疾病。甚至連癌症也可以克服。但是，與其說是鯊烯治癒了疾病，毋寧說是細胞本身恢復健康而治癒了疾病。

換言之，若把身體比喻成汽車的引擎，鯊烯彷彿是可使引擎一直保持良好狀況的維修技師一樣。營養等於汽油，這種礦物質或維他命相當於引擎機油，而鯊烯則負責檢查與整備，以使它們能發揮正常的機能。

話雖如此，並非食用鯊烯就可不用在意飲食的內容或鬆懈日常的健康管理。不論身邊有多麼優秀的維修技師，如果胡亂駕車或不用汽油而用酒精、使用老舊的機油，總有一天引擎會因而毀壞，使用鯊烯時的道理也是一樣的。

如前所述，氧氣是掌握我們身體健康的重要關鍵，對我們體內每一個細胞的活性化有極大影響。

不論任何生物都具備以自己的能力治癒疾病的自然治癒能力，人也不例外。不過，鯊烯具有增強自然治癒能力的功能。

●受鯊烯影響最大的是腦

氧氣對細胞活動的重要性已不須贅言，同時，如前所述地，身體所有細胞中消耗氧氣最多的是腦。

腦極為敏感，能迅速反應缺氧的狀態。譬如，據說打哈欠也是表示腦部缺氧的自律神經的功能，而覺得「呼吸困難」也是反應缺氧的一種自覺症狀。

當人體陷入急性缺氧的狀態時，手腳會產生痙攣或引起思考機能或意識的麻痺。譬如，一氧化碳中毒時，由於缺氧會使大腦皮脂受到傷害，因腦細胞的壞死從「腦死」的狀態變成肉體的死亡。慢性的缺氧也不能忽視，常會引起運動障礙或自律神經和精神的異常。

腦是人體中最精密的部分，若發生缺氧狀態會影響腦部正常運作，引起多項病理臨床變化，早期症狀有頭痛、頭暈、耳鳴、眼花、疲倦、失眠、注意力不集中、計算能力下降、情緒波動多變、表情呆板等。

情況嚴重時會出現半身癱瘓、口嘴歪斜、眼瞼下垂、流淚、流口水、言語不清、吞嚥困難等。

氧氣和腦細胞的關係非常密切，所以，從這一點看來，鯊烯的氧氣供給作用首先會呈現在腦部。

常聽人說，服用深海鮫魚精後覺得視力轉好，或視線模糊的眼睛恢復正常，這也許是視神經細胞的機能恢復正常或變得活潑的緣故（這和腦細胞也有關連，不過，應該是身體中最消耗氧氣的細胞群其視神經細胞所顯現的成果。這是值得深入探討的資料）。

血液循環是身體不同細胞及組織提供賴以生存的營養成分和氧氣，也帶走了細胞代謝廢物與二氧化碳等，將缺氧血帶回心臟。因此維持良好的血液循環系統，是讓身體正常運作的必要條件。

從血液循環的流程亦可以發現腦是多麼的重要。血液由靜脈↓心臟↓肺（再次變成含有豐富氧氣的血液）↓心臟↓在人體中循環。其中由心臟送出的血液最早到達的部位當然是腦，而且是不繞旁門走道地直接運送到腦。

同時，對胃、腸所吸收的鯊烯會製造出含有豐富氧氣的血液，以提高腦細胞的機能。當然，鯊烯的功能也會對腦以外的細胞提供助益。不過，最早呈現出效果的是腦細胞。

譬如，勉強自己抽不會抽的香菸時，幾乎在抽頭一口的同時頭腦會覺得昏眩。那是香菸所含的尼古丁、一氧化碳等有刺激性的物質或造成血管收縮的物質一進入肺部二、三秒中後，隨即到達腦細胞，而以昏眩的自覺症狀呈現出來，從這一點看來，不難明白腦的反應是多麼地靈敏了。

由此可見「服用鯊烯之後視力轉好了」這只不過是鯊烯效果的冰山一角而已。由此，我們很輕易地就能發現它事實上能夠促進全體腦細胞的活性化，對自律神經等也會造成影響。

◎山口裕助教授針對氧氣濃度與人體的關係做了下列的分析

區分	氧氣濃度	症狀的變化
正常空氣濃度	二一%	一般的狀態
安全界限	一八%	開始出現變化
第一階段	一六%	呼吸、脈搏數增加、頭痛、噁心、嘔氣
第二階段	一二%	目眩、嘔氣、肌力減退、墜倒（面臨死亡）
第三階段	一〇%	臉色蒼白、意識不清、嘔吐
第四階段	八%	昏倒、昏睡、八分鐘後即死亡
第五階段	六%	痙攣、呼吸停止（死亡）

●人體內為何會有鯊烯

無庸置疑地，氧氣、細胞及鯊烯這三者之間的關係非常密切。

細胞為了促進活性化必須要有氧氣，而鯊烯能夠幫助血液提供細胞多量的氧氣——其中的關係密切相連。

為何人體內會有鯊烯？其形成的過程如何呢？這仍然是未解之謎。不過，唯一能確定的是它確實存在人體內。

總而言之，細胞吸收氧氣後會產生細胞活動所必要的高熱能物質「ATP」（**Adenosine triphosphate**），細胞才能充分地發揮其機能。

人是在充滿著豐富氧氣的地上生活。但是，氧氣的供給現象卻令人有想像不到的結構。

氧氣由肺部吸入人體，正確地說，是小型袋狀組織的肺胞才是吸收氧氣的主角。不過，它小得只有約十分之一公分而已。大概只利用顯微鏡才約略看得見。

同時，肺胞覆蓋在只有一萬分之二公分的薄膜下，這些肺泡間還密佈著千分之一公分以下的極小毛細管。

肺部就是聚集約三～五億個肺胞而發揮其機能。

附帶一提的是，若把遍佈在肺部的毛細管連接起來，大概長約一六〇公里。在小小的胸腔裡竟然有這麼大而複雜的組織。

但是，即使有這麼嚴密的組織，仍然無法充分地供給人體所必須的氧氣。我們只要稍微運動一下就必須大口地呼吸，以吸收更多量的氧氣，同時，心臟的鼓動會變快，為的是利用血液把氧氣儘速送到身體各部位。

當運動過度時，腦筋會變成一片空白或感到昏眩，這種狀況與其說是疲勞，毋寧是因為肌肉等急劇地銷耗氧氣而使腦細胞暫時地陷入缺氧狀態。

除了肺之外，皮膚也可以做微量的呼吸。當然，人並無法像青蛙等兩棲類進行皮膚呼吸以維持生命。

不過，人體的皮膚也進行呼吸作用卻是有其必要性的。有趣的是，皮膚細胞

（主要是皮下脂肪的部分）含有多量供給氧氣所不可或缺的鯊烯。皮膚中為何含有多量的鯊烯？有關這一點將在第四章做說明。在此只希望各位務必了解細胞與氧氣及鯊烯之間有極為密切的關係。

●從細胞的氧氣消耗量可得知健康與老化的程度

年老之後呼吸數會減少——這是一種常識。不過，其原因不外乎是由於細胞本身的氧氣消耗量減少。

正確地說是細胞的新陳代謝變得遲鈍。同時，新生的細胞越來越少。已經不需要多量的氧氣，所以呼吸數也減少——這是理所當然的生理現象。

所謂的「最大氧氣攝取量」是指一分鐘內最多可吸收多少氧氣的數值。換句話說，這個數值越多表示這個身體越能活潑地運動。這是俗話所說的「體力」。

以二十～二十五歲的男性而言，大約五三ML（相當體重一公斤）。這是最高的數值，以後隨著年齡的增長，最大氧氣攝取量會漸漸減少。到了四十歲然後減低二成，五十歲減低約四成。當然，這是一般性的數值，有極大的個人差異。中年以後若能做適度的運動並有規律的飲食生活，這個數值不會減低太多。

最大氧氣攝取減低的原因之一是心肺機能減弱，不過，基本上還是細胞本身的變化。因為細胞已經老化了。即使加緊輸送氧氣救援，細胞本身也無法迅速地給予吸收並轉換為活動熱能。

有氧運動之所以有助健康，是除了適度地活動筋骨以提高心肺機能之外，也能促進細胞的活性化。所以，真正的有氧運動應配合個人的體力做均衡的運動，不但是肌肉，連各臟器也應同樣地給予刺激，以促進全身細胞活性化。

在這一方面，即使不刻意地進行有氧運動，只要飲用或塗抹鯊烯，同樣也能使人體自然地增加吸入的氧氣量。如果染患疾病（也包含癌）時，在傷口或患部周圍需要有更多的氧氣，因為人體為了回復健康會產生肉芽作用、殺菌作用及血液的循環等修護工程。染患疾病或受傷時並無法再做有氧運動，正因為如此更需要藉由鯊烯以「供給氧氣」。

●平常的養生之道與鯊烯可永保健康

經由以上的說明，我們知道維護健康的根本在於從細胞的層次做起，必須提高細胞的活性化，亦即提高氧氣的供給能力，如此一來，既可抑止老化的速度，同時也較不易感染疾病。而且也較能迅速地治癒傷口。

使細胞活性化的重點如下：

①避免陷入缺氧的狀態。

②飲食生活避免以肉類為中心，換言之，不要偏向於酸性食物群。

③日常的生活必須有規律。

④必須做適度的運動，要均衡地對肌肉及各器官給予刺激以促進其活性化。

這些事一點也不困難。只要勵行有規律的生活即可。

不過，最要不得的是如果服用鮫魚肝油精而治癒疾病後，又恢復以往不正常生活的行為。鮫魚肝油的確可促進健康治癒疾病，但是，它只不過是提高人體內原本具有的自然治癒力而已。

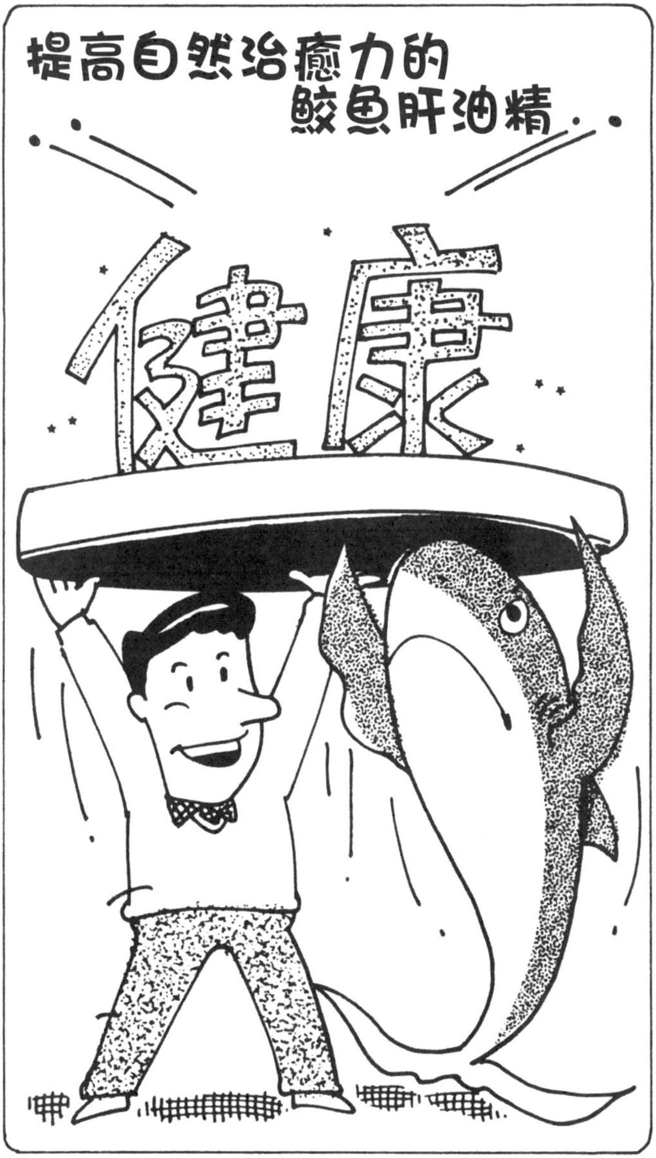
提高自然治癒力的
鮫魚肝油精
健康

活性細胞是健康的泉源

●鮫魚肝油是藥還是食品

台灣於一九九九年八月三日施行「健康食品管理法」後，依健康食品管理法之定義，「健康食品」係為具有實質科學證據之「保健功效」，並標示或廣告具該功效，非屬治療、矯正人類疾病之醫療效能為目的之食品。

食藥署強調，健康食品本質仍屬食品，並非藥品，亦無治療疾病或瘦身減肥的作用，若身體有任何不良狀況仍應循正常醫療管道診治，亦切勿自行食用誇大功效或療效產品，以免花錢又傷身。

日本衛生署亦規定「健康食品不可強調其功能」。

如果是衛生署所認可的藥品，在商標上可以堂而皇之的標示「具有治療○○效果」，但是，由於健康食品並非藥品，並不可以作有治療疾病的宣傳。

但這也是理所當然的事。因為食品畢竟是食品，只是因為對健康有益而稱為「健康食品」。有許多是我們平常進食的東西，所以，並不需要像藥品一樣特別標示「具有○○效果」。

至於鮫魚肝油也不是藥品，但是，雖然它也像一般健康食品一樣能食用，也可以塗抹在皮膚上。同時它並不可口（無臭，彷彿是沒有味道的麻油）。所以，也很難說是一種食品。

既不是藥品也不是食品，那麼，鮫魚肝油是什麼呢？

鮫魚肝油就是鮫魚肝油。可以說是超乎藥品或食品之外的東西。總而言之，是非常適合我們人體，對人體相當有助益的液體。

●「治病的藥就是下藥」這是真的嗎？

東洋醫學和西洋醫學因為對於治療和疾病的根本觀念不同，所以，經常被做為對比。

西洋醫學強調醫學技術的進步與突破，以及不同時代或文化對身體和疾病的認知差異。其思想是「切除不良的部分」「利用文明的力量，亦即藥品，以科學的智慧抑制疾病」。

東洋醫學主要是激發身體的自然治癒力，藉以維持健康、改善疾病的傳承醫學。

所謂「疾病由氣生」，東洋醫學認為氣是疾病的根源，藉由維持全身的健康才能治癒疾病。

例如，當胃部發生潰瘍時，若是西洋醫學的思想則會以「藥品治病」或「動手術」。相反地，若是依東洋醫學的理念，會利用「飲食療法」或「消除血液污濁」等方式，從根本著手以治癒疾病。

東洋醫學自古就有一句話說「治病的藥品下藥」，並且警告說：「頭痛時一吃就見效的藥並非真藥。」換言之，東洋醫學的思想是在「治癒疾病」之前，最重要的是「治療身體」、「矯正飲食生活從根本上強壯身體」。

而鮫魚肝油精對身體的作用極具「東洋醫學性」。

筆者再三地強調，鮫魚肝油精事實上幾乎沒有具備醫藥上的功效。不過，當藉由皮膚或消化器官為人體所吸收後，會產生具有使氧氣供給活性化的機能。這個機能可促進細胞活性化，塑造健康的身體。尤其是染患疾病的部位多半是「缺氧細胞」，因此，鮫魚肝油精的氧氣供給作用極具效果。

與其說是對疾病產生特別的療效，毋寧是使每個細胞恢復健康，而促成全身的健康，治癒疾病只是其結果。由此可見，鮫魚肝油精和治癒疾病並無直接的關係。期間存在著「氧氣」、「細胞」等的仲介者。

鮫魚肝油精只是一種結合炭素和水素的化合物，其機能追根究柢就是供給氧。不過，正由於這是促進細胞活性化最大的原動力。因此，結果卻獲得了極廣泛「疾病治療」效應。

不僅對癌症有療效，也包括胃腸病、精神安定、自律神經系、痔、燙傷及美容等，幾乎可以說「任何治不好的疑雜症」全部可依鮫魚肝油精而得到改善。

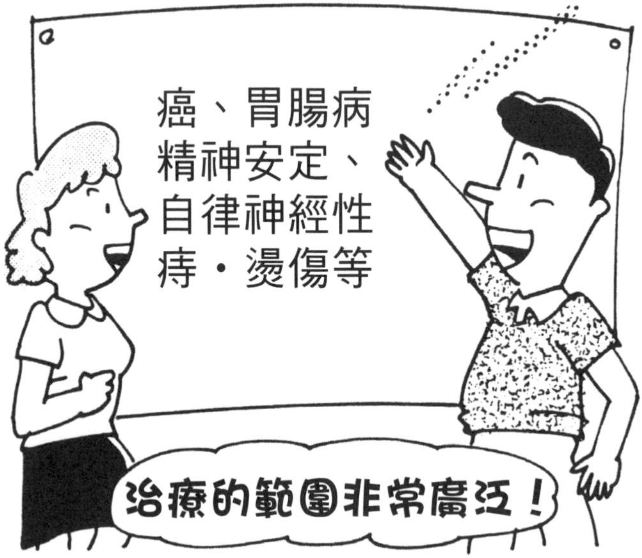
癌、胃腸病
精神安定、
自律神經性
痔・燙傷等
治療的範圍非常廣泛！

而且並沒有所謂的「副作用」。本來就是理所當然的。因為它原本就是我們人體內所不停製造的物質之一。

在西洋醫學上也會以化學、人工的方式製造賀爾蒙劑等體內所生成的物質，並廣泛利用在藥劑上。不過，其多半具有強烈的副作用。

因為人類的身體結構非常微妙而均衡，尤其是賀爾蒙多半在體內或自然生成時通常有正面作用與負面作用等兩種性質。即使無法正確斷定到底是正或負的作用，但是類似的作用必定會呈現出來。

常聽人說，雖然治癒了重病，然而身體卻因為藥物的副作用而產生了許多小疾病。這是因為雖然治癒了疾病卻無法治癒身體所致

●食用鮫魚肝油精才是嶄新的藥物概念「適應原」

適應原（Adabutogen）我想各位大概對這個語詞不熟悉吧。剛才提到了東洋與西洋對疾病在概念上的不同，事實上近年來西洋醫學界也漸漸產生了「意識革命」，而「適應原」這個醫學用語正確實地表明了這個時尚。

這個語詞是泛指東洋醫學的藥品具有：①副作用極低、②不僅使效果達到了特定的臟器、器官，也能促使全身健康、③即使不用再服用藥品，也能使身體正常地發揮機能——等特性。

①的情況是理所當然的，而②的「效果達到了特定的臟器、器官，也能促使全身健康」是西洋醫學從未有過的觀點。

何以提出②的特點呢？這是因為近年來產生疾病的原因呈多樣化，譬如，壓

力、過勞、精神不安等。以胃潰瘍為例，多半是因身心壓力過重所造成的。如果產生胃病而服用胃藥或把胃割除，這並非真正地在治療疾病。如果無法強化全身使身體健壯（當然，也包含精神面）則無法使人獲得真正的健康——西洋醫學終於察覺到東洋醫學的真髓。

同時，③的身體本身的健康大概也是基於「人本來具備著自然療癒能力，並不需要藥物」的思想。被稱為「醫學之父」的希勃克拉底（Hippocrates）曾說：

「治療疾病的是自然。」

醫療的原點必須回溯到這裡。

而鮫魚肝油精最忠實地遵守醫療的原點。換言之，它是從細胞的層次建立人體的健康，因此，能充分滿足前述①②③的條件。

雖然鮫魚肝油並不是醫療品，然而，卻似乎充分地符合目前西洋所標榜的，嶄新醫療傾向的代名詞「適應原」。

而歐美各國也非常重視鮫魚肝油，同時也認同其醫學上的效果。

日本對鮫魚肝油精的研究，不論在化粧品、潤滑油、健康食品等範疇上都高居世界首位。至於從石油所精製加工的人造鯊烯的研究也首屈一指。

今後，如果歐美的「適應原」的概念廣為推廣，鮫魚肝油將比現在更受到好評。

●體內毒素傾洩而出的「瞑眩反應」

「瞑眩反應」，俗稱「排毒反應」，是人體在接受治療後，隨著陽氣的調動而修復身體、排出代謝廢物的過程。

常有人問：「鮫魚肝油真的沒有副作用嗎？」

鮫魚肝油精是口服液，如果使用過多仍然有弊害。

從利用大黑鼠（rat）所做的生物實驗來推測，如果人一天服用一瓶一公升量的鮫魚肝油時，會陷入極為危險的狀態。但以常識而言這是不可能的，因為一天頂多飲用數十CC即夠了。而且從吸收的能力來看，大量服用並無好處。

因為無法被吸收的鮫魚肝油精會同糞便一起排出體外，這些多餘的鮫魚肝油精等於是浪費。

「會不會吃太多了……」

如果有這種疑慮的人，在排便後可觀察一下便器。過食的鮫魚肝油會變成油泡浮在水面。

每個人吸收鮫魚肝油的能力各有差別，因此，不妨觀察便器以找出適合自己本身的分量。

另外，會出現和所謂的副作用極為類似的「瞑眩反應」的現象。這是身體將要回復健康時，排出體內有害物質所產生的現象。有些人因為不懂得身體的生理作用而誤以為是產生了副作用。

會懷疑「真的沒有副作用嗎？」的人，多半有過一、兩次瞑眩反應的經驗。

其症狀彷彿是胃弱、胃不好而大量服用鮫魚肝油精想使它強壯，反而會使胃部感到疼痛一樣。這些症狀多半出現在當事者體內最脆弱的部分。

有些人為了使皮膚滑潤而服用鮫魚肝油精，結果長出了一堆疹子——這時是因為皮膚裡所積存的有害物質，因為細胞的機能變得活潑而被排出體外的結果所產生的現象。

所以，瞑眩現象反而是好的。這正表示體內已經變得清淨。不過，並非每個人都會出現這種反應。因為身體較健康的人，體內的毒素會變成尿、汗水排泄出去。而服用鮫魚肝油者多半是這種情況。

當人想要整理凌亂而污穢的房間時，必須先清除房間裡所不要的東西，如果被清理的物品較少，只要裝在塑膠袋裡丟棄在固定的場所就行了。但是，如果有塑膠袋裝不下的大型垃圾或垃圾太多時，只好拆開窗戶把垃圾丟出戶外。

可以化成尿水或汗水排出體外的物質，彷彿是用塑膠袋捨棄垃圾的類型，而出現瞑眩反應以排出毒素的，可以說是拆開窗戶丟出戶外的類型。

接著再來看鮫魚肝油能治癒何種疾病，對症狀會發揮什麼樣的效果。

鮫魚肝油精的效果與疾病

●《本草綱目》中也有鮫魚肝油的記載

《本草綱目》全書共十六部，六十二類，一千八百九十二種，具有相當科學的藥物分類法，被稱為是漢藥的聖典。據說是中國明朝時代李時珍所編著，傳聞是在一六〇七年流傳到日本。

《本草綱目》中詳細地介紹有關健康的漢藥種類，而在卷四十四中有長達四頁的篇幅，記載著有關鮫魚的事。說含有鯊烯的鮫魚肝臟具有解毒劑的效果，由此可見，早在明朝的時代（十六世紀）鮫魚的肝油就已備受矚目。

事實上，李時珍在著作該書時，鮫魚肝油已為世人所用。所以，如此可知鮫魚肝油精在古老時代，就已經是相當活躍的藥品。

在日本的江戶時代末期（一八〇三年），植物學家及醫生小野蘭山

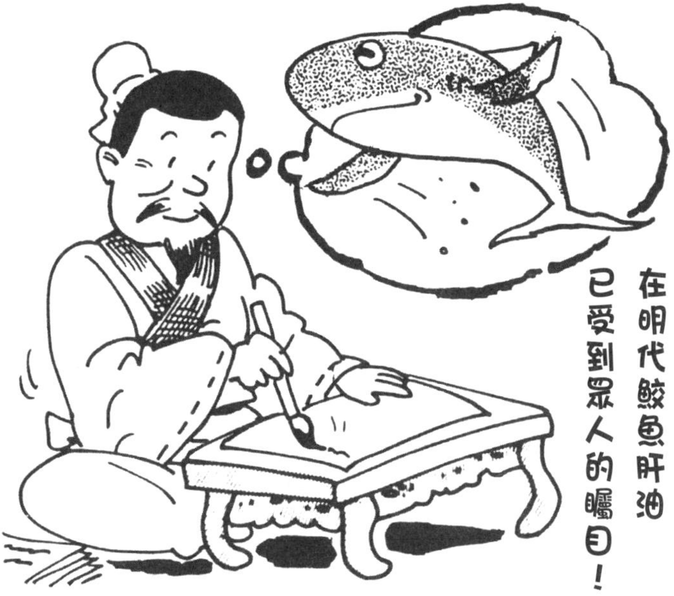

（一七二九～一八一〇年），著述了一本可謂日本版的漢藥聖典《本草綱目啟蒙》。

其中更有長達八頁的篇幅記載著鮫魚的內容。其中當然也提到肝油，上面記載著「肝大而油多、北土以之為燈油」。而與漢藥毫無關連的《太平記》中也提到「用鮫魚皮所製成的刀柄」，雖然無法判定當時肝油是否做為藥品使用，不過，鮫魚皮似乎還有點用處。

總而言之，唯一可確定的是從古老的時代，鮫魚就和我們的生活、健康息息相關。也許是人類經由常年的生活智慧、經驗而發現了鮫魚的效用吧。

而近年來不斷地進行化學上的研究，同時大學等研究機關也漸漸地證實了鮫魚肝油所具有的神奇效果。

但是，鮫魚肝油仍有許多不解之謎。不過，我們已經確定鮫魚肝油精可恢復人體的健康，使人變得精神飽滿。

●空腹時最具效果

調合化學藥劑的藥品多半註明要在飯後三十分鐘內服用。為的是可和食物一起被人體所吸收，同時，如果胃內沒有食物的消化，藥物的作用會傷害到胃壁。

可以溶解任何食品的胃黏膜壁，是胃腺內一種重要的分泌細胞具有泌酸，產生內因子及調節胃內酸鹼水平等作用。

連胃黏膜壁都受到藥物的傷害，可見藥物的作用極為強烈，也許藥效不強就無法發揮效果。雖然具有療效，但是副作用也強。

不過，鮫魚肝油卻最適合空腹時服用。

「肚子餓了。」

當感到饑腸轆轆時，是服用鮫魚肝油的最佳時機。為何空腹時最好呢？因為它不但不會傷害胃壁，空腹時胃的吸收力最強。如果和食物混雜在一起，被消化吸收時則必須和其他的成分併行。但是，如果胃內只有鮫魚肝油精，胃壁只吸收鯊烯，並且能有效地運送到血液中。

不僅是口服，即使是塗抹在手臂上也會被皮膚吸收。這一點將在第四章美容作用中作詳細說明。不過，從皮膚細胞中含有最多量鯊烯的事實看來，當然可以想見其被吸收率一定不低。

臨床上也有許多因鮫魚肝油而治癒疾病的例子。譬如腰痛、肩酸、跌打損傷、頭痛等因服用鮫魚肝油精而治癒的病例。

它也適合燙傷、曬傷，當然也是美容上不可或缺的聖品。

鮫魚肝油不僅可以飲用（或吃），亦可塗抹。

●具有能戰勝免疫不全症的強大功效

各位也許曾經聽過「後天性免疫不全症候群」這個名詞。對了，那就是愛滋病。愛滋病是今日最令人恐懼的世紀黑死病之一，一旦發病幾乎就會面臨死亡。同時，各位也知道其感染途徑也頗令人難以啟齒。

我還不至於撒天下之大謊說「鮫魚肝油可治療愛滋病」。但是，除了愛滋病所造成的免疫不全症外，鮫魚肝油精似乎對其他的免疫不全症，能發揮某種程度的效果。

所謂免疫是人體本來所具有的自我防衛機能，舉例而言，假設曾經感染A型感冒濾過性病毒，就不會再感染第二次。因為體內已經產生對A型濾過性病毒的抗體，亦即有了免疫能力。預防感冒的疫苗就是利用人所具有的免疫作用。

但是，如果這個自我防衛機能無法發揮正常的作用呢？最嚴重的狀況會造成愛滋病，即使情況還不至於如此嚴重，也會出現出疹、脫毛或運動失調等所謂的

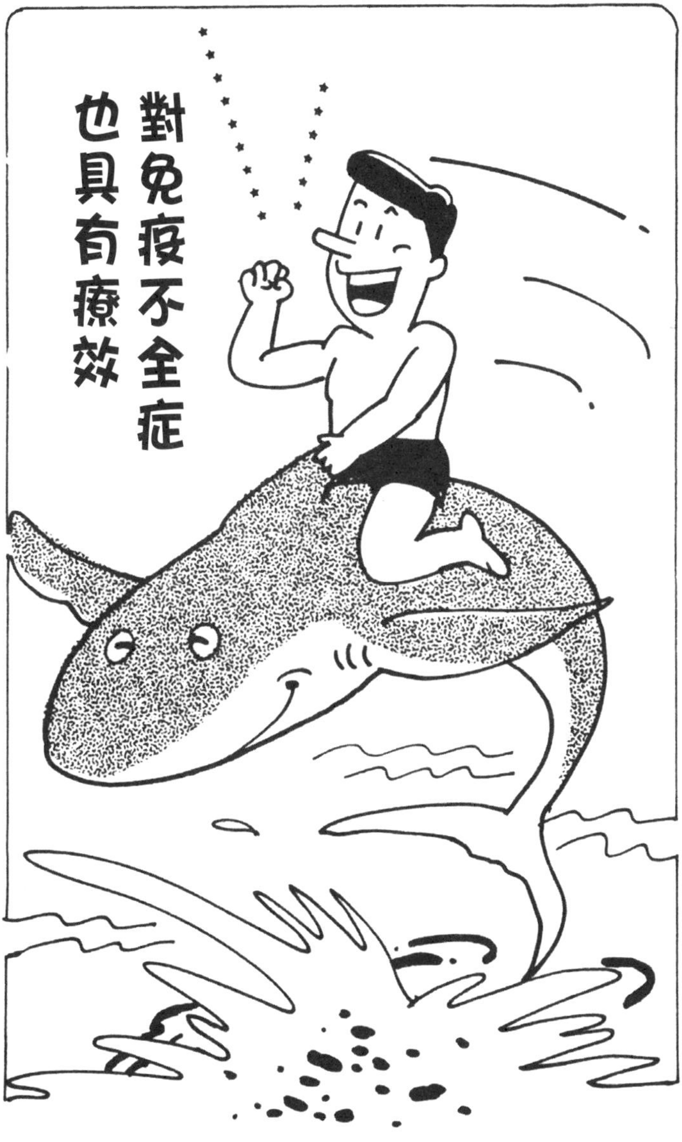
對免疫不全症
也具有療效

「症候群」。一般而言，對疾病的抵抗能力會顯著地衰弱。

鮫魚肝油的效果正是免疫效果。因免疫不全所產生的疾病實在不勝枚舉，不過多數的疾病可說大多和免疫不全有所關連。

有關免疫的學問相當深奧，並非三言兩語可說明清楚。因此，在此暫且把所謂的免疫不全解釋為「抵抗疾病的能力衰弱」。

●對因壓力所造成的疾病也能發揮效果

一般而言，沒有任何藥物可治療因精神壓力所造成的疾病——這是一般的常識。因精神上、情緒上所造成的疾病，藥物無法做根本上的治療。但是，即使無法完全治療，人總是希望能找些可以緩和症狀的藥品。

一般的上班族都是聽命於上司而到處奔跑的傭兵，對於常會深陷在各種人際關係的糾葛中，呻吟著生活的現代人而言，壓力和受污染的空氣或水一樣，是無法避免的。

人一旦承受太重的壓力會變得容易疲勞。這種疲勞在日積月累後會造成疾病。一旦產生疾病，情緒會變得消沉。情緒一消沉又積蓄壓力——如此開始惡性循環。這時，必須在某處斷絕這個循環，而方法之一是利用化學藥物的治療。

這種藥物是別名「抗疲勞荷爾蒙」或「抗壓力賀爾蒙」的副腎皮脂荷爾蒙之一，和胰島素、成長荷爾蒙一樣是支撐細胞活動的重要物質。

當因為重大的壓力，身心遭受極大的傷害時，這種藥物會在體內拚命地發揮效用。不過，它的使用仍有其界限。一旦超越界限，就會感染胃潰瘍或十二腸潰瘍或陷入歇斯底里的狀態。

鮫魚肝油精對胃、十二指腸潰瘍深具效果，是眾所周知的事實。因為它具有幫助細胞的肉芽作用（肌肉壟起堵住傷口）的機能，另外對於造成壓力的身心也有作用。換言之，具有雙重效果。

根據對鮫魚肝油有專精研究的日本醫學博士青木利弘先生所言，據說藉由鮫魚肝油精在體內的作用，會變成男性荷爾蒙、女性荷爾蒙各種副腎皮脂荷爾蒙及維他命D等。這從眾多的臨床實驗可得到證實。

當然，無庸置疑地，被稱為「抗壓力荷爾蒙」的可體松（Cortisone）也可以藉由鮫魚肝油而增產。

●萬能的鮫魚肝油

除此之外，鮫魚肝油還有其他各種的療效。只要血液淨化、細胞也活性化，多數的疾病即可痊癒，身體沒有任何病痛的人服用鮫魚肝油精，當然較有抵抗力、身體健壯不易染患疾病。

鮫魚肝油精可消除血管內部的膽固醇，使血管細胞具有彈力，藉此使血壓恢復正常，而能多少預防令人恐懼的腦血栓或腦溢血，甚至動脈、靜脈瘤破裂等——只以血管為例，即可發現血液淨化與細胞活性化的影響是多麼地廣大。

同樣地，對於腦、心臟、肝臟、腎臟、胰臟等除愛滋病外，多少具有影響。列舉具有效果的具體疾病。

・膽囊癌　・腎臟病　・風濕　・香港腳
・肝臟癌　・糖尿病　・膝蓋疼痛　・青春痘
・乳癌　・腸炎　・步行困難　・皮膚粗糙
・卵巢　・胃炎　・外傷後遺症　・汗疹
・胃癌　・膀胱炎　・疝氣　・凍傷
・移動癌　・口腔炎　・喘息　・脫毛症
・白血病　・喉朧炎症　・蓄膿症　・暈車
・肝硬化　・更年期障礙　・結石　・醉酒
・腦腫瘍　・動脈硬化　・感冒　・食慾不振
・膀胱腫瘍　・血壓正常化　・便秘　・過敏性體質
・食道靜脈瘤　・頭痛　・腹瀉　・自律神經失調症
・胃潰瘍　・牙痛　・消除宿便　・老花眼
・十二指腸潰瘍　・腰痛　・痲痹　・痔
・肝臟病　・肩酸　・燙傷　・etc

鮫魚專欄③

鮫魚肝油能安定供給

鮫魚肝油精的原料當然是深海鮫。其中尤以藍鮫含有多量的良質鯊烯，因此，很容易面臨被任意捕捉的命運。

事實上，在世界大漁場之一的菲律賓海域，鮫魚曾經被大肆捕獲，而使得漁獲量銳減。畢竟鮫魚是自然的生物，不可能用人工飼育。因此，應該留意適當的捕獲量，以避免其絕種。

當然，資源保護可確保鮫魚肝油精的穩定供給量及預防價格的高漲。但這個道理雖然明白卻很難付諸實行。因為還不十分清楚深海鮫的生態。同時其生息環境遍佈極廣。因此，以往更大量又穩定地輸入高品質的原材料極為困難。

而解決這個難題的，竟然是出售汽車汽油的日本大石油公司。該公司是名列世界前茅的石油企業，也是日本能源界的重大支柱。相信有不少人感到懷疑，何以這個企業會將注意力轉向深海鮫呢？其實深海鮫肝油是超高級的油，和石油化學有許多共通之處。

目前，該公司在西班牙、葡萄牙海岸、斯里蘭卡海域、印尼海岸及菲律賓海岸等處確保有捕鯨的專用漁場，以便穩定性地供給鮫魚肝油。

除了化粧品之外，鮫魚肝油也應用在醫藥品、工業用油上。同時，也是備受矚目的健康食品。

最近，每一家企業都往多角化經營或向異種業界進軍，而該石油公司對鮫魚的投資在確保資源、材料的安定供給方面，對鮫魚肝油業界整體而言可謂一項捷報，消費者也能因而受惠。也許在可見的未來，加油站上會擺出鮫魚肝油的製品。

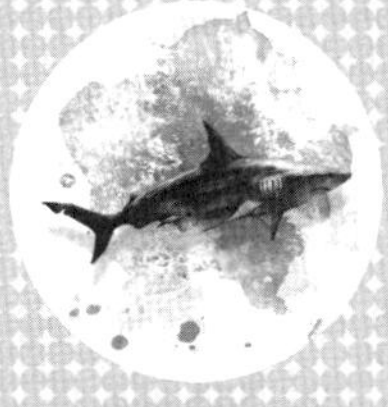

第四章

鮫魚肝油可創造美麗的肌膚

為何皮膚會產生粗糙、老化的現象

●所謂老化是細胞代謝作用變得緩慢

「二十五歲是肌膚的轉捩點。」

這是前日本電視CM界所創的一句廣告詞。想出這句廣告詞的人大概是應廠商的需求而選擇以二十五歲為界限！

但是，從醫學的觀點來看，這段廣告詞令人匪夷所思。因為事實上人從二十歲左右開始肌膚就呈現老化現象。不過，女性實際察覺肌膚的衰老，大多數確實是在二十五歲以後。

那麼，何謂肌膚的老化？

大概鮮少有人能夠回答這個問題。是肌膚的水分減少？皺紋增多？雖然事實的確如此，然而這些卻不是正確答案。

告訴各位！肌膚老化——是皮膚細胞的新陳代謝速度變得弛緩。

人的細胞不停地做生死輪迴。藉由細胞分裂一再地產生新細胞，而老舊的細胞則隨之相繼死去，變成「污垢」剝落。據說這個活動持續六個月後，人體內的細胞會全部汰舊更新。

但是，隨著年紀的增長，新陳代謝速度變慢，細胞生命週期也逐漸縮短。使人體器官退化，皮膚呈現顯見衰老，包括臉上的膠原蛋白流失，鬆弛凹陷、暗沉無光等皮膚老化的現象。

各位是否知道年長者比年輕者長得慢？也許是這個緣故，年長者的指甲很容易變得「捲指甲」。這也是形成指甲的細胞新陳代謝作用變得弛緩的證據。

當代謝活動變得遲鈍時，新生的細胞和死亡細胞在數量會失去平衡，造成死亡細胞增多的情況。如果是皮膚細胞出現這樣的狀態，就稱為「肌膚的老化」。

但是，肌膚老化的時期、速度因人而異。快的人從十幾歲開始就進行老化。相反的，較慢的人到三十歲之後也仍然擁有光澤柔嫩的肌膚。

這和每個人的體質、健康、營養狀態、生活環境都有關聯。例如，如果持續著無法充分睡眠的生活，肌膚的老化當然會變得快速。同時，如果怠慢肌膚的清洗與保養，上了年紀之後會得到皺紋增多的報應。

反過來說，如果能留意生活諸事，多少可以延緩肌膚的老化。

●預防肌膚老化的重點

為了保持具有彈性而又光滑亮麗的肌膚，首先應該注意的是飲食，飲食內容必須遵循維持肌膚青春的原則。

有許多人認為，只要進食蔬菜與水果就可以使肌膚變得美麗。其實，這是極大的錯誤觀念。

雖然蔬菜或水果中含有大量的維他命（尤其是A、B_2、B_6、C等）是皮膚健康不可或缺的要素。但是，光吃這些東西也不行。為了促進人體細胞的活性化，蛋白質、碳水化合物、脂肪等其他營養素也不可缺少。即使是菜食主義者，也會

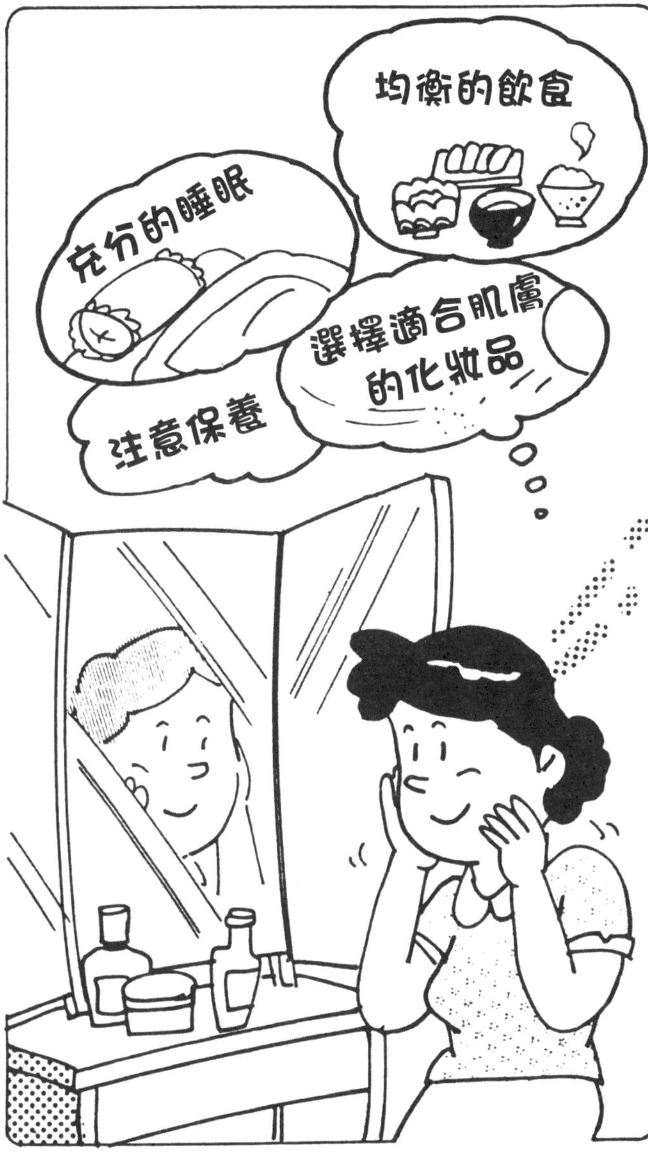
均衡的飲食
充分的睡眠
選擇適合肌膚
的化妝品
注意保養

設法從肉類、魚以外的食品去攝取這三種營養素。

同時，除了必須攝取必要的營養素外，也應留意正常的飲食生活，以避免產生前述所說的酸性腐敗便。儘量保持身體呈弱鹼性，避免偏食酸性食品。

其次，是生活要有規律，尤其重要的是，要有充分的睡眠。

如果持續二、三天睡眠不足，對肌膚會有重大的負面影響。各位不妨試著看看通宵達旦後自己的臉孔，在鏡子裡一定會看到一張彷彿他人的臉孔。一個晚上就會造成這樣的慘狀，更何況是平日過著慢性睡眠不足生活的人，更應該覺悟到自己的肌膚會比平常人老化。

第三個重點是，要注意肌膚的保養。譬如，避免在豔陽下過度暴曬或讓污垢在肌膚上擱置太久。當外出回來皮膚沾上塵埃時，應立即清洗，這些基本上的保養非常重要。

最後是，必須正確地使用適合自己肌膚的化妝品。

有關化妝品會在次節做詳細的說明，不合適的化妝品，會對肌膚造成令人意想不到的傷害。

那麼，怎麼樣才是適合肌膚呢？那就是能被肌膚完全地吸收。

人的肌膚各不相同，所以，何種化妝品對肌膚最好並無法一概而論。不過，那並非香料或顏色的差別，而是決定於主要成分、基礎劑所使用的原料。

鮫魚肝油可充分地被肌膚所吸收，而且具有防止肌膚老化的效果，是最理想的化妝品基礎劑。

●皮脂不足時肌膚會變得粗糙

再怎麼貌美的女性，如果皮膚粗糙會使得魅力大減。同樣地，再怎麼有親和力的男性，如果臉上一臉油氣，大概也會令人敬而遠之。

影響肌膚狀態的是「皮脂」。所謂皮脂是皮膚的脂肪，它是皮膚下的「皮脂腺」在毛細孔附近因應環境變化的分泌物。

如果因為某種原因而使皮脂的分泌無法正常進行時，皮膚就會發生障害。譬如，如果皮脂分泌比平常少，會變成粗糙的乾燥性肌膚。相反地，如果皮脂分泌太多肌膚會顯得油膩，令人難以忍受。若能正常地分泌皮脂，不需要潤膚油的保養也能保持柔嫩的肌膚。

人的身體的確是功能十足的機構，皮脂中含有肌膚所必要的所有物質。所以，使皮脂做正常的分泌作用，比化妝更能保持肌膚的美麗。

但是，要保持皮脂機能的正常並不容易。

如前所述，皮脂是為因應生活環境而分泌的，因此，在城市生活的人其皮脂一般都比鄉下人多。這是肌膚為了避免都市污穢空氣的接觸，而不得不由皮脂佈下一層薄膜。

同時，食物所含有的各種添加物也會使皮脂的成分或分泌量失去平衡。同時，精神上的壓力對皮脂的分泌也有重大的影響。在充滿著各種壓力的現代社會，要自然地保持肌膚的柔嫩的確太困難了。

皮脂可謂天然的潤膚油，而化妝乳液則可比喻為「人工的皮脂」。

女性們經常塗抹潤膚油，這是肌膚保養的要點。其功效如增加光澤、為肌膚建立屏障及減淡色斑等。

良質的潤膚油可以隔絕紫外線、乾燥空氣、塵埃或因應急遽的溫度變化等以防止皮膚的乾燥。至於那一種潤膚油最好呢？原則上應該是儘量接近皮脂的油。

如果皮脂本身能做成潤膚油而商品化，是最好不過的，可是事實上卻辦不到。不過，卻有和皮脂類似的油脂。那就是本章的主題——鮫魚肝油。

鮫魚肝油是今日世上的皮脂代用品，它可以說是苦於皮膚粗糙而煩惱者的天賜之物。

化妝是否危險？

●古人的肌膚不化妝也美麗

化妝為美容的手段之一，化妝廣泛存在於人類社會和文化當中，幾乎普世文化通則的一部分。許多人相當重視自己的外貌，而化妝便是為外表加分的好方法。

以前化妝是女人的特權。不過，最近也開始出現喜歡化妝的男性了。打開電視即可看到男性化妝品的CM。當然，化妝的男性到底還是佔少數，不過，毫無疑問地，今後將會持續增加。

那麼，到了那個時代，我很想請教化妝的女性和男性何以要化妝呢？

「這還用說嗎，當然是想變漂亮。」

也許會聽到這樣的答案，但是，我之所以問這個的問題，是有許多人因為化妝反而把肌膚給弄糟了。

本來，化妝是為了美化肌膚。並非為了「掩飾」污穢的肌膚。但是，有許多女性只是以化妝做為充場面的假面具而已。

從前的女性並不化妝，頂多使用米汁所做成的白粉或口紅而已。但是，他們仍然保有纖細柔嫩的肌膚。

女性的肌膚只要能保持清潔並注意營養，處於閒靜的環境，即使不化妝也十分美麗。尤其是十幾歲的女孩，其肌膚幾乎正值最美麗的時期，根本不需要任何的化妝。

但是，現代由於空氣的污染相當嚴重，很難保持肌膚的清潔。同時，對皮膚造成不良影響的壓力也到處充斥。所以，不得不承認化妝是其對抗這些惡因的手段。

話雖如此，買一套十幾種類的昂貴化妝品組合，花了兩個多鐘頭依序塗抹也不見得會有好處。化妝品最重要的是要考慮能夠保護肌膚，以避免外界的刺激，並供給粗糙的肌膚適度的營養。

希望追求美麗的女性能夠留意此點，不要被化妝品的顏色、香味、品牌或價格所惑，選用最適合自己肌膚的化妝品，並儘量減少使用。

●錯誤的化妝行為最可怕

筆者從前有一個女性朋友，擁有一個叫做「面具」的綽號。她雖然長得非常美麗，卻經常畫著濃妝。

各位由此當可知道她何以會有那樣的綽號吧。因為她的濃妝常令人以為她是戴著面具。對於周遭口無遮攔的男士給她取了這麼不雅的綽號，她一點也不以為意，仍然一天化好幾次妝。

如果她一直都化濃妝，我想現在皮膚上一定出現什麼麻煩的症狀。

皮膚隨時都在進行著呼吸作用，如果化太濃的妝，會阻塞毛細孔或汗腺，使皮膚的呼吸作用受阻。同時，若長期持續濃妝時，一定會對肌膚帶來傷害。肌膚

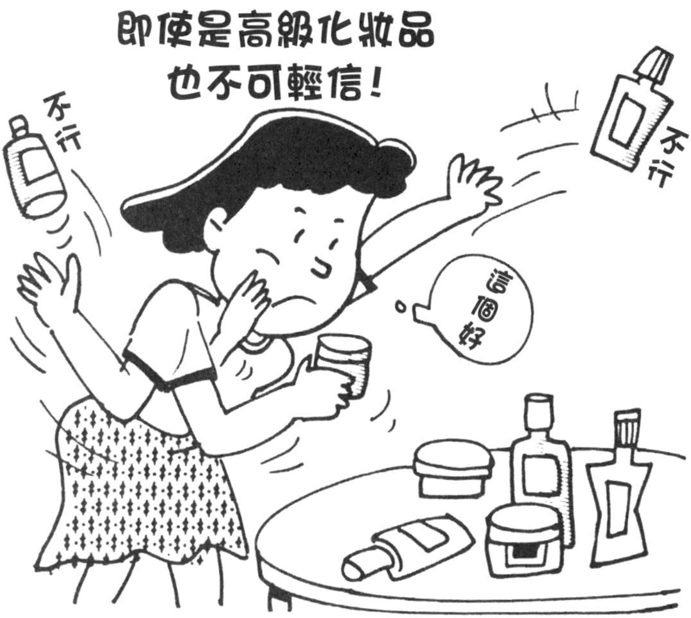
即使是高級化妝品
也不可輕信！
不行
不行
這個好

會變成缺氧狀態，造成生理機能和新陳代謝的衰弱。

濃妝是不會化妝的證據。真的懂得化妝的人絕對不會在臉上化太多的妝。

同時，化妝品本身也許含有傷害肌膚的有害物質。

「我的化妝品是名牌貨絕對沒問題。」

這種想法太膚淺了，因為有不少人以為高級化妝品就可以安心使用，結果臉上染患黑皮症或出現了黑斑……

雖然因各人的肌膚本質互有差異，所以無法斷定那一種化妝品一定有害，對有些人不會造成傷害的化妝品，其他人使用起來也可能會產生黑斑。

同時，也不是所有的天然化妝品就一定無害，相反地，也不可斷定含有化學物質的就一定有害。

總而言之，最好的方法是選擇適合自己肌膚的化妝品。

人體內具有自然防衛反應，例如，一直生活在污穢的空氣中時，會出現鼻毛比一般長得快而長的現象。

當塗抹不適合自己的化妝品時，出現紅腫或黑斑等，也可以說是自我防衛的一種。

皮膚是身體對外接觸的第一道防衛線，遍及全身，具有保護作用，絕大多數病原體都無法突破由皮膚、黏膜以及各種分泌物組成的物理屏障。

當然，皮膚也具有自然防禦反應。若處於對皮膚有不良影響的環境，皮膚為了防衛自己會變得堅硬或粗糙。在這樣的狀況下，皮膚細胞的壽命會比平常縮短許多。

●養成一天多次卸妝的習慣

前面我們提到化妝品是否適合肌膚的問題，那麼，到底怎麼判斷化妝品是否適合自己的肌膚呢？

由於每個人的肌膚本質各有不同，所以無法一概而論。但是，唯一可以確定的是，越接近皮脂成分的化妝品，越能被皮膚充分地吸收。

化妝品中多半使用「活動性石蠟」等石油系化學物質為原料，然而這種物質難以被皮膚所吸收。

相反地，若是天然原料中一般都較容易被吸收。這大概是因為從和人一樣的生物體所取得的物質，較容易被肌膚所接受。

但是，即使使用的化妝品是適合自己的肌膚，如果用法不當也會產生弊害。

如前述，不但濃妝不好，即使連普通的化妝，也多少會損害皮膚的呼吸作用。

因此，筆者建議一天裡要卸妝數次，讓皮膚有「休憩時間」。

例如，早上化妝，到了中午就卸妝洗一次臉再重新化妝，晚上再洗一次臉重新化妝。若能力行給皮膚休憩時間的化妝法，不出一個月一定會發覺肌膚的感覺大不相同。

如果是在外工作的ＯＬ，數次可增多。即使上班前仔細地畫了妝，往往因通勤時污濁的空氣使得到公司之前已把肌膚弄髒了。所以，上班前儘量化淡妝，到了公司之後洗一次臉再重新化妝。

早上，化好妝的臉上因通勤時的塵埃變得污濁，如果不將臉洗淨然後再重新化妝，會使皮膚消受不了。

與其只在意粉飾美好的外表，不如留意如何才能保持美麗的肌膚。

同時，夏天容易因汗水、油漬亂了妝，這時，最好力行先卸妝將臉洗淨，再重新化妝。

鮫魚肝油和美麗肌膚的關係

●高級化妝品一定含有鮫魚肝油

所謂的高級化妝品或廉價品，其間的差別到底在那裡？

當然，其使用的香料各不相同。不過，最重要的乃在於其延展性及被皮膚的吸收性有極大的不同。而這主要是其主成分的問題。

首先請檢視所使用的化妝品的成分表。

其中是否記載著「流動石蠟」或「鯊烯（鮫魚肝油）」呢？

流動石蠟是石油系化學物質，經常被做為次級化妝品的基礎劑使用。相反地，鮫魚肝油多半被用做高級化妝品的基礎劑。反過來說，幾乎所有的高級化妝品必定含有鯊烯。

日本開始使用鯊烯做為化妝品的基礎劑，是在第二次世界大戰之後，而且是首開全世界的先例。

第二次世界大戰後不久，開始在市面上展露頭角的化妝品，多數是使用不甚精製、品質差的流動石蠟為原料。因此，使用那些化妝品的女性們常有顏面皮膚受損的事件發生。於是女性們翹首等待著可以安心使用的化妝品問世。

在這個狀況下，三越百貨公司開始自己製造化妝品。而受三越百貨公司延聘該開發製品的，是當時擁有最上乘化妝品製造技術的細田文一郎先生，他首次在化妝品內使用鯊烯。

在此之前，鯊烯主要是被做為飛機的潤滑油。

而由三越所出售的添加鯊烯的護手軟膏，雖然並不使用香料只是一般的潤膚油，卻大爆冷門地大暢銷。在消費者讚揚著「延展性極好」「治療手掌乾裂」的聲浪中，三越所生產的護手乾膏大賺利市。

一般的化妝品廠商看到這種盛況，當然也不會坐視不管。於是資生堂、寶拉等大化妝品公司也開始在其產品中使用鮫魚肝油。

到了現在，幾乎所有的高級化妝品都含有鮫魚肝油。

附帶一提的是，使用鮫魚肝油做為化妝品基礎劑的並不只有日本，在歐美也有數家廠商使用。但是，以整體而言，尚佔居少數，在鮫魚肝油業界最擅長而得意的似乎是日本。

●皮脂中的鮫魚肝油

由此可見，從許多高級化妝品都使用鮫魚肝油的事實看來，即可表示以鮫魚肝油為基礎劑的化妝品的優點。

那麼，到底為什麼鮫魚肝油足以成為「最高級的化妝原料」呢？

筆者曾經提過，越接近皮脂的物質越容易被肌膚所吸收，而和皮脂接近的就是鮫魚肝油。現在就為你們做說明。

請看一四四頁的表格。

皮脂（人體）的成分構成

三酸甘油酯（triglyceride）	25%
脂肪酸酯	25%
游離的不飽和脂肪酸	20%
游離的飽和脂肪酸	10%
碳化水素類	15% （其中鯊烯佔5~10%）
膽固醇	5%

皮脂中的碳化水素類含有百分之五～十（依年齡、性別及其他有個人差異）的鮫魚肝油。

換言之，對人體而言鮫魚肝油並非「異物」，而是體內可以自然製造和人體關係非常密切的物質。所以，精製而成的鮫魚肝油精當然最適合人體的肌膚。

不過，深海鮫的肝油中所具有的物質竟然也存在於人的皮膚內，真是不可思議。

正如前述，二十歲前後的年輕女性的皮脂含有最多量的鯊烯。普通的成年男性平均只含百分之五左右的鯊烯，而十五、六歲到二十歲間的女子其皮脂中含——平均約百分之十一的鯊烯。

正值青春的女性，肌膚之所以光滑柔嫩的秘密

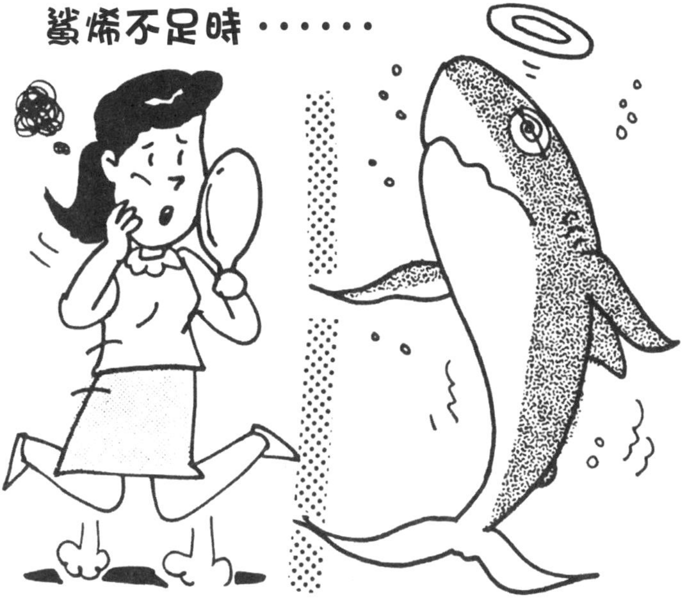

就在此。

另外，成年人的皮膚中所含的鯊烯遠比兒童多，這是鯊烯保護壽命正逐漸減短的皮膚細胞的證據。

不過，即使是正值青春的妙齡女子，如果身體有所不適，會影響鯊烯的生成能力，減弱造成生成量的不足。這時，皮膚當然會失去光澤。

對深海鮫而言，鯊烯等於它的氧氣補足泉源。因此，鯊烯不足時會危害到鮫魚的生命。

不過，人即使鯊烯不足只會產生皮膚的異樣，並不會危害到生命。但是，皮膚是保護我們的身體避免外界的各種「傷害」。舉例而言，皮膚可以防衛我們的身體避免溫度差、紫外線、各種雜菌、裂傷、跌打損傷等事故。發生某種事故時，因皮膚的強弱也可能有生死之別。

除了人以外的哺乳動物，全身覆蓋著毛的「護身衣」，但是，人類的身體除了某些部位之外並沒有這種護身衣。由此可知，皮膚所肩負的職務是如何地重要。而保護皮膚細胞促使其活性化的鯊烯，功能的重要自然就不言而喻了。

如果身體一切正常，會自然分泌人體所必要的鯊烯量，但是，除此之外應想辦法給予補足。

各位是否知道所謂的「內臟末梢平衡法則」？

這的確是個難懂的專有名詞。它的意思簡言之是體內的健康會呈現在肌膚上，皮膚美麗的人就是健康。

所以，若想使肌膚美麗，最好從維護內臟的健康著手。如果體內健康，鯊烯的生成也會恢復正常。

●鯊烯和精製鯊烯的不同

當人體內的鯊烯不足時，並無法取他人體內的鯊烯做為補充。所以，使用於美容的鯊烯是取自深海鮫的肝油。

鯊烯是一種開鏈三萜類化合物，鯊烯是極不穩定的物質，很容易分化變質。一旦酸化而變成過酸化物質時，對皮膚就會造成不良的影響，因此才有精製鯊烯的問世。

那麼，鯊烯（Squalene）和精製鯊烯（Squalane）有何不同呢？詳細的專業說明極為繁複，所以，在此割愛。不過，各位只要明白把鯊烯精煉後，化學分子變得安定的就是精製鯊烯。

換言之，鯊烯的分子結構中具有六個不飽和結合，是非常不穩定而容易酸化的物質。但是，精製鯊烯中並沒有不飽和結合，本身並不會產生化學變化。而精製鯊烯塗抹在肌膚上就能發揮良好的皮脂作用。

鯊烯和精製鯊烯的比較表

	鯊烯（*Squalene*）	精製鯊烯（*Squalane*）
分子式	$C_{30}H_{50}$	$C_{30}H_{62}$
外觀	淡黃色透明液體	無色透明液體
比重（*15*℃）	0.8595	0.8115
沸點	2 $^{m}/_{mHg}$ 240~242℃	3 $^{m}/_{mHg}$ 222~266℃
曲折率*2%*	1.4965	1.4515
沃素值	377.5	0
凝固點	-70℃以下	-60~-65℃

不過，精製鯊烯並不只應用於化妝品原料。在第二次世界大戰中，還做為日本飛機的潤滑油。直到現在，它仍是各種高性能機器、機械的潤滑油，用途非常廣泛。

●精製鯊烯的五大作用

接著我們具體地探討，基礎化妝品的萬能油，精製鯊烯的神奇效果。

①滲透作用

女性在臉上塗抹化妝乳液，目的之一是要保護肌膚。由於乳液的主要成分是油脂，是低揮發性、延長度高。而塗抹在肌膚上的乳液，表面上會形成一層「薄膜」，保護肌膚以避免紫外線、塵埃、溫度、乾燥空氣等的傷害。同時，也能預防皮膚的乾燥。

但是，如果臉上一直覆蓋著薄膜時，會產生妨礙皮膚呼吸的問題。

不過，若是使用以精製鯊烯為主成分的鮫魚肝油精，便沒有這個顧慮。因為精製鯊烯的粒子非常細，而且因為肌膚中含有「情同手足」的鯊烯，因此，能迅速地被皮膚所吸收。其速度大約是一秒鐘二*mm*委實驚人。

首次使用鮫魚肝油精的人，由於臉上一點也不感到油膩，因此，多數人往往錯覺地以為已經揮發殆盡。事實上，它已經滲透到肌膚裡側。

而且只要一分鐘左右便已遍佈皮膚的毛細管，其速度之快可想而知了。由於其粒子非常細小，所以，反而是由細胞主動地吸收。

而粒子的細小只會出現在肌膚的觸感上。

用指頭碰觸精製鯊烯做成的油膏時，彷彿是白粉一樣，一點也感覺不出油脂的油膩感。所以，塗抹之後的感觸非常爽快。

②活性作用

當然，如果只是吸收快速並沒有多大的助益。

但是，精製鯊烯滲透到皮膚的過程中，帶了各式各樣的「同伴」。譬如，營養分、氧氣等會隨著精製鯊烯透過毛細管或細胞膜而被人體吸收。

不過，當皮膚細胞脆弱時，本來可以順利輸送的營養分等的交換也會產生障礙，而精製鯊烯可以幫助其機能回復正常。

營養分或氧氣等是細胞活性化所不可或缺的物質。當皮膚吸收了豐富的營養分、氧氣後，皮膚細胞就會顯得生氣蓬勃。

塗抹精製鯊烯油膏可以治療燙傷、割傷、紅腫等患部，這個作用也是原因之一。所以，精製鯊烯可說是皮膚營養素的最佳「嚮導」。

③殺菌作用

由於皮膚是以毫無防備的狀態接觸外界，因此，很容易附著雜菌。除了香港腳、頑癬之外，即使是青春痘或臉上的小痘痘等皮膚疾病，其直接原因也是雜

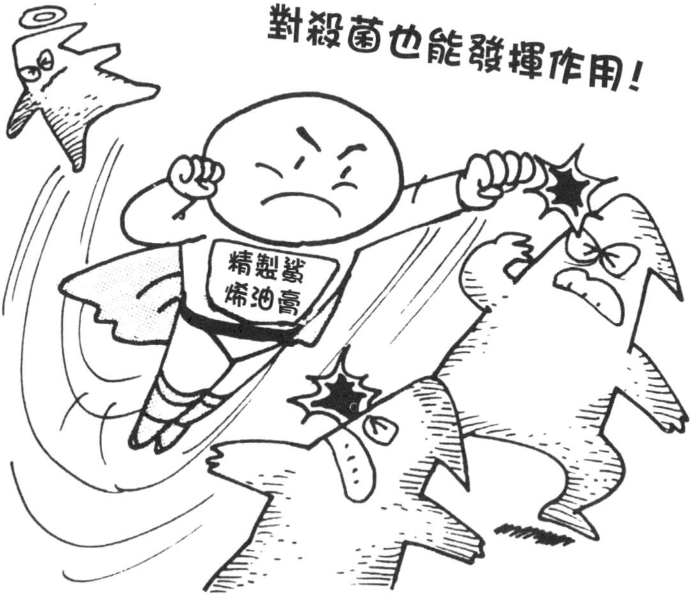

菌。尤其是皮膚粗糙而脆弱時，由於對細菌的抵抗能力也薄弱，很容易染患皮膚疾病。

精製鯊烯油膏除了可使細胞活性化之外，也能發揮殺菌效果。

所以，當染患香港腳等疾病時，在患部塗抹鮫魚肝油會出現療效。同時，對於刮鬍子時所造成的刮傷也頗具效果。

精製鯊烯也具有軟化硬化皮膚的作用，對於魚眼等治療也有效果。

④代謝作用

所謂皮膚的老化，是指「皮膚細

胞的新陳代謝變得遲緩」。

反過來說，使皮膚的代謝恢復正常就能抑止皮膚的老化。這一點精製鯊烯也辦得到。

當皮膚細胞、毛細管活性化時，吸收氧氣到細胞內的能力就增強。如前所述，生物的細胞如果處於缺氧狀態就會衰弱，是造成各種疾病的導火線。所以，從各個觀點來看，經常供給細胞充分的氧氣必可使人獲得健康。

精製鯊烯具有使得氧氣源源不斷進入細胞的功用，皮膚的新陳代謝將因此變得活潑。換言之，這表示新的細胞陸續地產生。而其結果會使肌膚回復光滑柔嫩。

⑤親和作用

這點和①的滲透作用極為類似。

首次使用精製鯊烯油膏的人都會異口同聲地讚揚其親和力。幾乎不會出現使用劣質化妝品時皮膚所感到的違和感——緊繃、撕裂般的刺激。——換言之，它是具有相當高的「親和性（容易與外物協調的作用）」。

即使是滲透性極強的化妝品，如果缺乏親和作用，也會造成肌膚的傷害。當化妝品滲透到皮膚時，如果皮膚細胞判定該化妝品為「異物」時，皮膚為了驅逐這些異物，會產生自我防禦反應，這是變成黑斑、出疹、青春痘等的原因皮膚疾病中有許多有這種狀況。

但是，含有和皮脂極為類似的精製鯊烯的油膏，卻沒有這種顧慮。

精製鯊烯油膏、鮫魚肝油是家庭常備藥

●每家必備的簡便「萬能油」

正如每戶人家都備有優碘、消炎軟膏、酒精、眼藥水、止癢藥膏、退燒栓劑、酸痛貼布一樣，精製鯊烯油膏、鮫魚肝油也可做為家庭常備藥。精製鯊烯不僅可促進美容，還有其他廣泛的效能，幾乎可稱為萬能藥。具體的功效如下：

◎跌打損傷

當患部發炎時，首先用市售的濕布藥給予冷敷，再塗抹精製鯊烯油膏給予按摩。沒有發炎時，則將油膏滴在手上數滴，輕輕地在患部按摩。

◎割傷

精製鯊烯對傷口的療效極強，可用含有鯊烯油膏的紗布或洗淨雙手沾上油膏擦拭傷口。精製鯊烯可提高體內的自然治癒力。

◎刮鬍傷

用刮鬍刀刮鬍子非常爽快，是男性才能享受的樂趣。但是，在刮鬍子時很難避免把連同皮膚的角質層刮傷。因此會使皮膚發炎或產生濕疹，這就是刮鬍子的後遺症。如果刮完鬍子後塗抹一些精製鯊烯油膏，即可預防這些後遺症。

◎凍瘡、龜裂

利用精製鯊烯油膏輕輕地在患部按摩。它可促進血液循環而治癒凍瘡、龜裂。

◎燙傷

精製鯊烯只能治輕度燙傷。如果感到無法忍受的疼痛時，必須儘快到醫院接受治療。不過，當症狀緩和之後也可利用精製鯊烯做為輔助治療品。用水冷卻患部再覆蓋沾有精製鯊烯油膏的紗布後，用繃帶固定。

◎褥瘡

褥瘡的原因多半是床單、睡衣所沾上的污垢，由於精製鯊烯具有殺菌作用，所以也能治療褥瘡。首先用精製鯊烯油膏當沐浴精清洗身體，擦淨後再塗抹油膏。使新陳代謝變得活潑的效果，也能預防褥瘡。

●精製鯊烯也能當嬰兒油

嬰兒的肌膚非常柔嫩，對刺激極為敏感，因而一般具有強鹼性的肥皂很容易傷害嬰兒的皮膚。因此，才有所謂的嬰兒肥皂、嬰兒油的商品，這些都是原料、香料中不使用刺激性物質的商品。

但是，對肌膚具有親和作用這一點上，精製鯊烯油膏絕不輸給市面上任何一種嬰兒油。而且它具有豐富的營養及殺菌力，最適合保護嬰兒的肌膚。

附著在皮膚上的細菌並不一定都有害。其中也有保護皮膚以避免有害細菌侵犯的有益細菌，這稱為「正常菌群（Normal Flora）」。

如果皮膚洗得太乾淨也會把這些有益的正常菌群一併洗除，結果使有害細菌或黴菌更容易繁殖而帶來反效果。尤其是嬰兒的皮膚本來對細菌的抵抗力就較

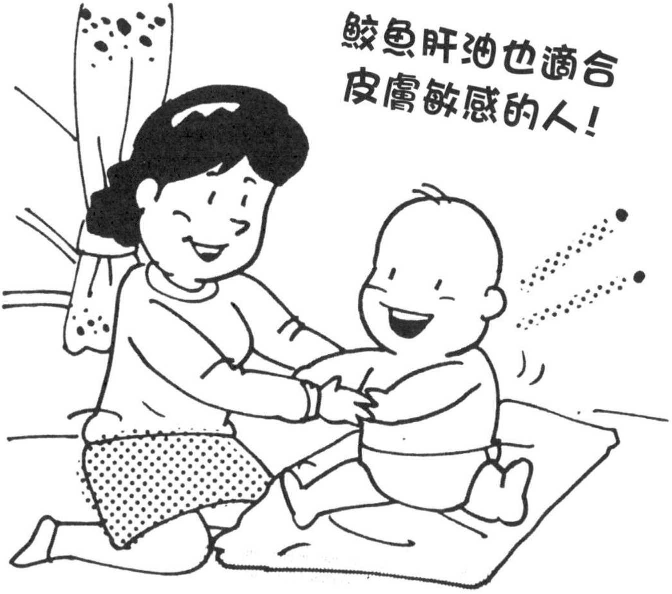

弱，因此更應留意。

使用精製鯊烯油膏時一點也不用擔心，因為它具有提高皮膚的自然治癒能力，因為這個作用會增加常在菌。所以，效能遠比嬰兒油來得好。

同時，正如年輕女性經常使用嬰兒油一樣，希望女性或對皮膚極為敏感的成年人也能儘量使用精製鯊烯油膏。

若能使用精製鯊烯油膏做為洗臉後、沐浴後的身體保養品，不但可以給肌膚帶來滋潤，也能預防皮膚粗糙。

●可做為性生活的「潤滑油」

精製鯊烯對於「夜晚的生活」也有助益。

做愛時如果女性陰道的分泌液較少，男女多會留下不快感，同時也很容易傷害女性性器上的皮膚。

分泌物少多半是體質的關係，或因為某種精神上的原因所造成。同時，已過閉精期的年長女性由於卵巢荷爾蒙的分泌量減少，因此，分泌液（愛液）也會變得減少，陰道較容易乾燥。

為了彌補分泌物的不足，在做愛時可在膣口塗抹精製鯊烯脂膏。分量少許就足夠了。它可以促進媾和的效果，也能提高快感。

它比報紙廣告欄上所推銷的那些郵購商品更為衛生，而且效果無懈可擊。

同時，因為膣口太小，做愛時有疼痛感的人，也可使用精製鯊烯油膏。不僅是性生活，在生理期間也可塗些精製鮫魚肝油，再塞衛生棉球可避免不愉快的刺激。

●可清除鼻腔、耳內污垢

清除耳內污垢時，若只用耳耙子挖取並無法清理乾淨。所以，洗完澡後趁皮膚還鬆乾之際，可用棉棒清除較難清理的污垢。這時，若在棉花棒頭沾些精製鯊烯油膏更能有效地去除污垢。當耳垢變硬難以去除時，可事先把精製鯊烯油膏滴進耳內，這樣可方便取出耳垢

鼻腔內的污垢也是一樣。

若用指頭挖取，可能會傷及纖細的鼻內黏膜，所以，最好用棉花棒或面紙沾些精製鯊烯油膏，再輕輕地去除。

以上所介紹的利用法只是精製鯊烯油膏的一小部分而已。希望各位務必把鮫魚肝油當做家庭必備的常藥。

精製鯊烯的化妝品革命

雖然天生下來並非俊男美女，即使再怎麼怨嘆是神明的做崇也於事無補。其實，自己本身多少也要為長得不漂亮負一些責任。因為美貌是可以因當事者的努力而創造的。

不過，在企圖使用化妝品（Make Up）美化肌膚時，必須留意的「藥害」，或不符合肌膚的化妝品所造成的副作用。當然，化妝方法本身若有錯誤也難以達成效果。因此，必須習得真正的化妝術。

化妝品的基本，是重視本來的肌膚。精製鯊烯是真正的天然油脂。不但可保護原本的肌膚，還具有皮膚細胞活性化的機能。

為了拯救瀕臨絕滅危機（？）的「天然肌膚」，請各位不妨立即試著使用精製鯊烯做「油脂護膚」。

●「洗面乳效果」用添加鮫魚肝油的溫水洗臉

養成美麗肌膚的第一步當然是洗臉。如何洗出漂亮是最大的關鍵。一般洗臉只要洗一次就行了。不過，使用鮫魚肝油（精製鯊烯）時，要洗兩次臉。

洗兩次臉是有其原因的。因為第一次是為了去除黏著在皮膚上的污垢（油脂、汗、塵埃等）。第二次則是給肌膚滋潤。

鮫魚肝油並非肥皂，不需要用力洗。但是，它具有非常好的親和作用，能迅速地被肌膚所吸收，使表皮細胞活性化。藉由這個作用，可利用清水輕易地去除黏著在肌膚上不必要的油脂。

洗臉的方法是先準備適度的溫水，然後滴數滴鮫魚肝油在裡面，必須避免使用冷水。

因為皮膚碰觸冷水時會因溫度差而使毛細孔收縮，而使污垢變得難以去除。當然，太燙的水也不好，對皮膚的刺激太強。

依上面的方法洗淨第一次臉後，接著再洗第二次。第二次與其說是洗臉，毋寧是把鮫魚肝油塗抹在肌膚上。用少許溫水加多量的鮫魚肝油，然後用雙手輕輕地拍在臉上，如此就能洗出一張美麗的臉。

●「護膚油效果」輕柔地保護肌膚避免受到傷害

污穢的空氣、紫外線、乾燥的空氣、極端的溫差——美麗肌膚的敵人幾乎無處不在。不僅在戶外，連自認為最安全的家裡，也充滿著電視或日光燈所散發的強烈紫外線。

雖然天然的肌膚最好，但是，肌膚本身的自衛能力已經無法抵禦外敵的侵略。而目前一般人雖然明知化妝無益，卻又樂此不疲的原因是，和不化妝所遭受的傷害比較起來，因化妝而蒙受的傷害較少的關係。但是，可以斷絕這個惡循環的是，精製鯊烯油膏。

它彷彿白馬騎士溫柔地保護四面楚歌的天然肌膚，而且又具有提高肌膚本來機能的作用，是值得信賴的保養聖品。

●「營養乳液效果」保護容易受傷害的柔弱天然肌膚

除了外界對肌膚的刺激之外，加工食品的多量攝取、精神壓力的增加等內在的危機，對肌膚也會造成極大的負擔，尤其是二十歲過後進入被稱為肌膚轉捩點的時期，皮膚細胞的新陳代謝變得遲鈍，保護肌膚的水分或油脂的分泌活動也開始呈現退化的狀態。

譬如，沐浴後擦淨的肌膚回復滋潤的時間隨著年齡會拉長，這是皮膚老化的證據。身體內外所受的傷害越大時，越加速老化。為了防止老化，最好的方法是利用鮫魚肝油精的護膚運動。

做法非常簡單。洗臉沐浴後在手掌上滴一些鮫魚肝油精擦拭臉、手腳及全身，鮫魚肝油會迅速地滲入乾燥的肌膚，使細胞獲得新陳代謝所必要的營養與氧氣。有備即有滋潤。早晚洗臉後也不可或缺。

●「敷臉效果」四、五分鐘即OK。也具營養補給效果

若在意皮膚粗糙時，可利用鮫魚肝油做敷臉保養。洗臉後在臉上塗上一層較厚的鮫魚肝油精，再用溫毛巾覆蓋其上蒸熱，等候四～五分鐘。接著用毛巾擦拭即可。

敷臉的效用是在於，讓與外界斷絕無法進行正常生理作用的皮膚，能活潑地發揮機能給予對應。

用鮫魚肝油精敷臉兼具營養補充與保護作用，所以，效果倍增。如果肌膚發炎情況嚴重時，只要反覆三次即可達到消炎效果。

同時，除了用毛巾蒸臉之外，還可使用紗布沾上鮫魚肝油貼在眼、耳及口部或在紗布上，再放一層保鮮膜的方法。不論那一種方法，只要四～五分鐘就完成。因此，在化妝之前做敷臉也來得及。

●「臉部按摩霜效果」各種年齡層者都適合

按摩可促進血液循環，有助於提高皮膚新陳代謝的作用，提升心情和減輕壓力。它可以說是要使開始老化的肌膚「返老回春」所不可或缺的戰術。

尤其能發揮去除皺紋的神奇效果，因為經過按摩後肌膚表皮的抵抗力會增強，油脂與水分可充分地滲透到肌膚裡。

而且如果利用鮫魚肝油精做按摩乳霜，可謂如虎添翼效果倍增。夜晚沐浴後每天持續按摩，無論任何年齡層的人都可期待效果。不過，如果作法錯誤或行之過度時，恐怕會產生反效果，這一點必須特別留意。

洗臉後在臉上抹上一層厚的鮫魚肝油精後，依下面的順序進行按摩：

①沿著鼻梁用指尖往額頭的中央部分擦拭，再滑到左右的太陽穴。

②由上往下輕輕地按摩鼻梁的側邊。油性肌膚的人更要仔細地按摩。鼻孔外側稍微用力點按摩。

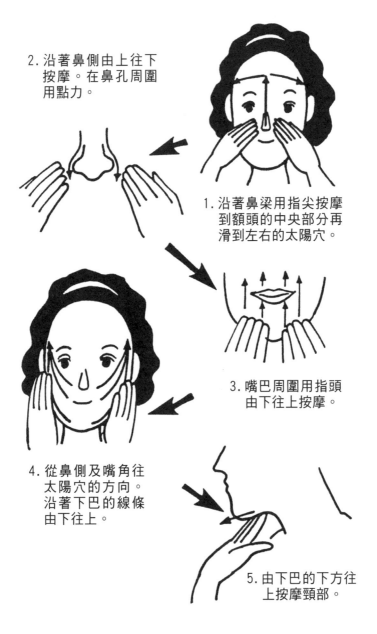

2. 沿著鼻側由上往下
按摩。在鼻孔周圍
用點力。

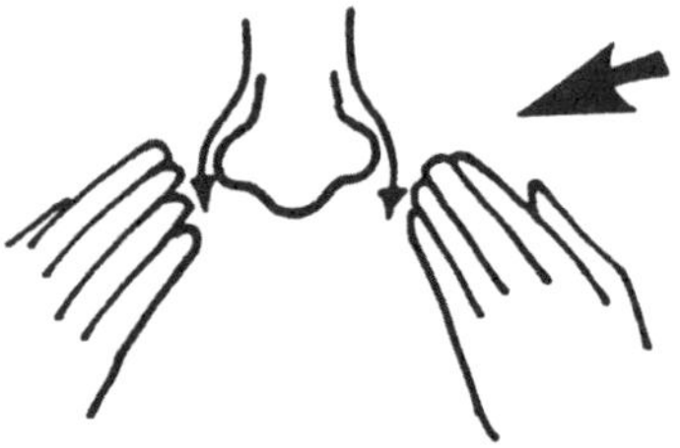

1. 沿著鼻梁用指尖按摩
到額頭的中央部分再
滑到左右的太陽穴。

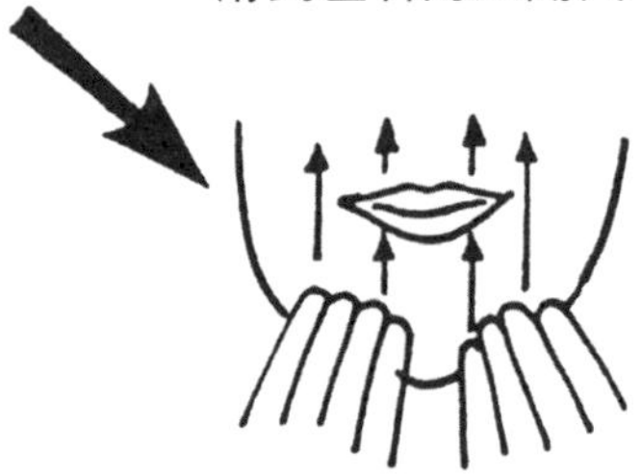

3. 嘴巴周圍用指頭
由下往上按摩。

4. 從鼻側及嘴角往
太陽穴的方向。
沿著下巴的線條
由下往上。

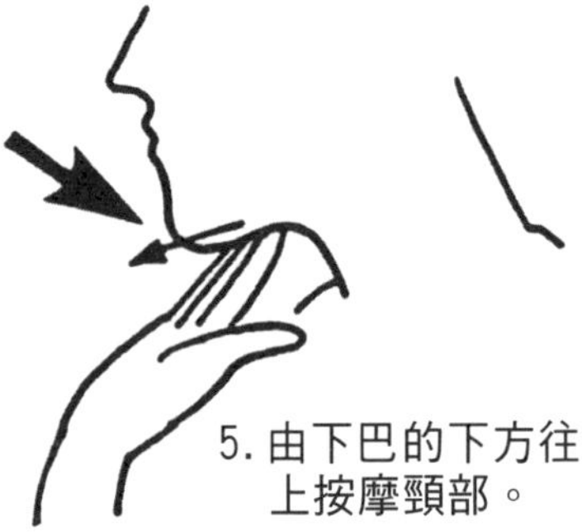

5. 由下巴的下方往
上按摩頸部。

③嘴唇外圍由下往上，用指頭輕輕地按摩。力氣太大會造成皺紋或變形。

④從鼻側及嘴角往太陽穴的方向，延著下巴的曲線由下往上。輕輕地按壓臉頰及顴骨。

⑤從下巴的下方往上，用拇指以外的四指按摩容易長皺紋的頸部。

從按摩後用蒸毛巾擦去油膏，再用冷毛巾冷卻皮膚的溫熱感，使肌膚收縮具有彈性。

●「護眼膏效果」化妝前的眼部保護按摩

天然肌膚的保養最好塗些鮫魚肝油精即可，但是，如果不得不化妝時，最好僅止於不妨礙皮膚呼吸的淡妝。

這時最必須留意的是「眼部」。眼睛周圍非常細膩，如果使用刺激太強的化妝品，可能會變成長黑斑、皺紋、青青痘的原因。

鮫魚肝油精不僅可促進皮膚呼吸活潑，也具有保護肌膚避免有害物質傷害的功能。因此，在化妝前不忘了利用鮫魚肝油精做眼部的按摩保養。

同時，利用化妝前三分鐘的鮫魚肝油按摩，可使因睡眠不足的眼皮腫脹或黑暈消除而恢復彈性。

●「清潔乳液效果」即使是敏感肌膚的人也可安心使用

從戶外回家時的清潔保養尤其重要。因為在戶外飽受穢氣、污染的空氣和地面飛揚的塵土所侵襲的肌膚已精疲力盡。而且體內的老廢物或化妝品阻塞毛細孔、汗腺，使得新陳代謝作用困難，並妨礙皮膚呼吸。所以，應儘早拯救肌膚脫離這樣的狀態。

其首要條件即是卸妝。

在脫脂棉上沾些鮫魚肝油輕柔地卸妝，利用鮫魚肝油可充分地擦拭眼影、口紅等頑固的油性污垢。擦淨之後用浸泡溫水的紗布輕輕地擦拭臉孔，如此一來水溶性污垢也可完全去除。

然後再塗抹一些鮫魚肝油精就萬事OK。即使無法使用清潔液或肌膚對肥皂敏感的人，也可安心使用。

從戶外回家後若能立即做臉部的保養，則夜晚的洗臉和早晨一樣，並不須大費周章。若能早睡，攝取充分的睡眠，隔天早上必能回復生氣蓬勃的臉孔。

●「潤髮油效果」最適合患有營養失調的頭髮

頭髮自古以來就被稱為是「女人的生命」。美髮和美膚一樣深受女性的重視。但是，現代社會由於紫外線或大氣污染的侵害，再加上燙髮或經常染髮，受外部的刺激非常大。因此，大部分的頭髮都有些營養失調。

用市面上的潤髮油或整髮劑雖然會使頭髮呈現出光澤，卻無法促使頭髮展現自然的光澤。供給頭髮營養時，應該把營養劑擦在頭皮上而不只是頭髮。

如果覺得疼痛時，洗完頭後把頭髮擦乾，直接擦上鮫魚肝油並給予按摩，效果極佳。

平常在沖淨頭髮的溫水中滴一些鮫魚肝油或用溫水稀釋的鮫魚肝油精，做按摩就足夠了。頭部最忌諱強烈的刺激，而使用鮫魚肝油精則大可放心。

●「養毛效果、護髮效果」頭部清爽！

鮫魚肝油除了促進頭髮發育的養毛效果外，還具有止癢、殺菌等的護髮效果。這是因為鮫魚肝油的功能，使頭皮獲得充分的氧氣與營養，而提高新陳代謝的緣故。

若能每天利用鮫魚肝油精護髮，其效果倍增。每天只要早上護髮一次就足夠了。

●「梳髮油效果」具有整髮效果

利用鮫魚肝油梳髮時不但可以保護頭髮的表面，同時，對頭皮也會造成適度的刺激，以提高頭皮的新陳代謝，有助於防止頭髮分叉或斷裂。

在用天然毛製成的髮梳上滴數滴防止靜電的鮫魚肝油，前後部位各梳理三～四十次左右。儘可能每天早晚兩次定時梳理頭髮。

梳理整齊之後在指頭沾些鮫魚肝油擦拭在頭皮，再用溫毛巾覆蓋在頭部悶十分鐘左右，即具有護髮效果。

●「全身按摩效果」連維納斯也自嘆不如的美

沐浴後全身毛細孔張開、血行暢通時進行按摩最具效果。在皮膚還烘熱時用鮫魚肝油按摩，可促進皮脂與汗腺的分泌，將體內所有老廢物一掃而光。只要持續三個月的按摩，必定搖身一變為連維納斯也自嘆不如的美麗嬌軀。

接著就介紹各部位的按摩法：

1. 腳

首先延著趾跟往腳跟的方向稍用力按摩，接著用手掌由腳跟往大腿的方向按摩。用雙手從兩側按摩時可去除疲勞。

2. 臀部

由大腿往上按摩。尤其是具有寒冷症或角質異常的人，每天必須持續對這個部位進行按摩。

3. 腹

往右邊畫圓式的按摩。臍部按摩對寒冷症、便秘具有效果。

4. 手

由指尖延著手掌的方向畫著小圓按摩。

5. 腕

用手掌由手腕往上用力地按摩，肩膀則用抓捏的方式。

6. 頸

用雙手從下顎根部往頸下按摩。途中在頸窩處稍用點力更具效果。

7. 腰

由骨盆往腋下用另一邊的手擦拭著按摩。有時用抓取式的按摩也具有減肥效

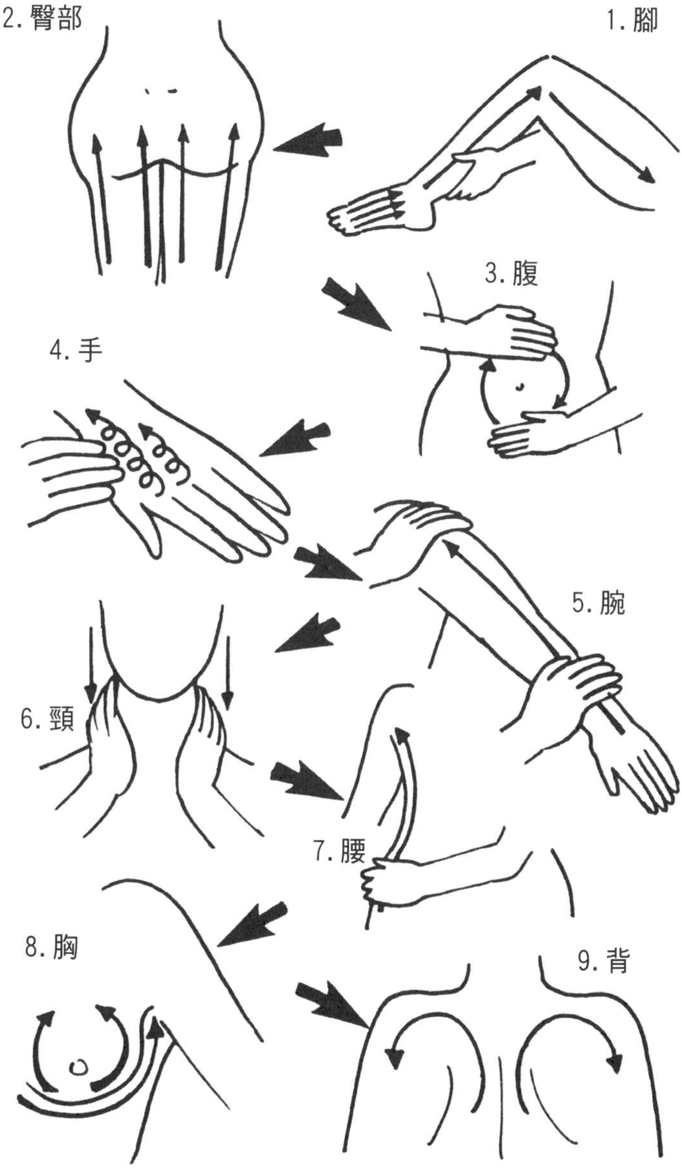
2.臀部
1.腳
3.腹
4.手
5.腕
6.頸
7.腰
8.胸
9.背

果。

8. 胸

左右各由周圍往上方畫圓地按摩。接著用雙手從交尾延著胸線按摩到腋下。這有助於早期發現乳癌。

9. 背

以背骨為中心，由肩往肩胛骨的方向用拇指用力地呈圓狀往上按摩。這個部位很難用手按摩，因此，可利用捲成條狀的毛巾在背部擦拭。

以上所介紹的部分按摩，必須留意的是按摩的順序。由腳開始依序是大腿、腹、腰、手、腕、頸、肩、胸、背……必須由前端往心臟的方向緩慢地按摩。

全身按摩不但可發揮美膚效果，同時也具有消除肩酸、肌肉痛或手掌、手肘或甲腕等部位皮膚的硬化。藉由以上的按摩是否能換得一身美麗的肌膚，全在你的努力及忍耐力。

●「沐浴精效果」有助於與病人或老人之間的親密接觸

對於無法沐浴的病人或老人，建議各位利用鮫魚肝油精給予擦拭身體。由於鮫魚肝油精具有清除老廢物使新陳代謝活潑的功能，不但能保持皮膚的清潔，也有助於肌膚的保護與營養供給。方法非常簡單。

首先用裝滿鮫魚肝油的紗布或脫脂棉在全身輕輕地擦拭，然後，再用沾上溫水的海棉布輕輕地擦拭一遍。這亦可增進與容易感到孤獨、疏離感的老人或病人之間的親密關係。

●「防止日曬效果」保護褐色的肌膚避免紫外線的刺激

曬成褐色的肌膚顯得非常健康，頗令人感到羨慕。但是，千萬不可忘記它是處於可能造成皮膚傷害的危險狀態。雖然太陽光所包含的紫外線對皮膚表面具有殺菌作用，又可製造維他命D，對身體極為有益。但是，卻也可能造成黑斑、雀斑，甚至皮膚癌的危險。

而市面上所謂的「防曬油」多半含有化學物質，擦拭在皮膚上一段時間後，因酸化的進行會開始刺激肌膚，結果該物質與紫外線一起被肌膚所吸收，恐怕因而造成黑斑或雀斑。如此一來，原本想利用日光浴獲得健康卻得到反效果。

鮫魚肝油精是在鯊烯上添加飽和水素的物質，絕不會酸化而變成有害物質，它是不含不純物質的自然油膏。因此，即使長時間在日光下曝曬也不用擔心會變質。外出前若能塗上一層鮫魚肝油，即使在強烈的陽光下也可安心。

不過，凡事最忌過度，所以，日光浴也應適可而止。

鮫魚專欄④

鯨魚的替代只有鮫魚？

自古以來鯨魚和人的關係非常密切，不僅是肉，連其骨頭甚至皮也被廣泛地應用。而歐美只把鯨魚油當成是上等的高級油的來源，將其肉及皮則任意丟棄。

一八五三年率領東印度艦隊到日本訪問的美軍司令官貝利一行人，追根究柢也只是為了尋找美國捕鯨船團的水源、食料的補給基地。

這倒無所謂，不過，現實的問題是商業捕鯨已被全面禁止。那麼，有誰能全面替補鯨魚供應的空檔呢？這正是問題的所在。鮫魚雖然體型不像鯨魚般巨大，卻似乎足以取代鯨魚的地位。

事實上，過去專業捕鯨的「新日本」公司目前在印尼各地已改為捕捉鮫魚。鮫魚在世界中的各個海域生存，也是魚類中最大型的魚。

鮫魚俗稱白魚虎，含豐富蛋白質、維他命A、礦物質等營養元素；在醫學上，有補氣、平咳作用，對體弱咳喘有一定的療效；在食療上，具有提神、防衰的功能。

鮫魚肉可製成魚板等，其做為加工製品的利用度極高。

剛捕獲的鮫魚，料理後的味道令人讚不絕口，而其肝臟所製成的生魚片味道幾乎可媲美鮪魚的上等魚肉。而且肉身白，彷彿是高級比目魚一樣極為可口。

除了料理上的美味之外，鮫魚皮、骨頭、魚翅、肝臟等可被廣泛的運用，事實上現在還有許多地方仍以鮫魚為食糧。尤其是過年期間，還有進食鮫料理的風俗。

鮫魚的捕獲一點也不難，而且也不必像捕鯨一樣遠走南極海。不過，鮫魚不會成群地聚在一處，因此，無法像捕秋刀魚那樣撒魚網一次就大量捕獲。似乎只能一隻隻地以垂釣的方式捕獲。同時，即使捕獲再多的鮫魚，也不可能每天飲食魚翅湯或製作刀柄。

其供需關係及成本，似乎是否足以取代鯨魚的關鍵。

ATTENTION, PLEASE! 食用鮫魚不會得癌症，真的嗎？

——鮫魚最新情報

在此提供一個有關鮫魚的最新情報。那就是鮫魚是唯一在實驗中不會致癌的生物。這實在令隨時遭受癌症威脅的我們羨慕不已，但是，以鮫魚的立場而言，這只不過是數億年來順應各種環境生活過來的結果。也許癌症根本不在其疾病之列。那麼，為何鮫魚不會染患癌症呢？

有關細胞癌症化的程序已如前所述。總而言之，是處於缺氧狀態而仍要繼續成長的細胞，結果突然變成即使在無氧氣的狀態下也能生存的異種細胞（嫌氣性細胞）換言之，因而產生了癌細胞。

鮫魚不會致癌的最大原因，據說是鮫魚的身體具有不會缺氧的體質——非鹼性體質。酸性體質（＝**缺氧狀態的體質**）容易染患癌症，鹼性體質不容易染患癌

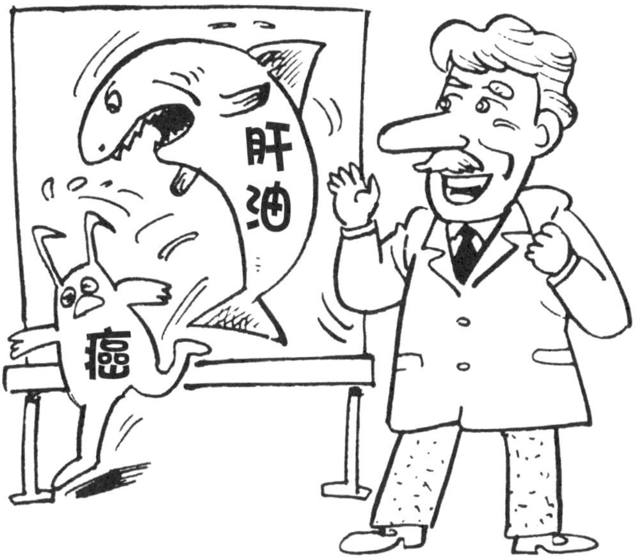

症，這已是眾所周知的常識。因此，若不想致癌應該均衡地攝取良質鹼性食品，譬如鮫魚肉等。附帶一提的是，多數動物的肉體都是酸性度極強的食品。

而且最近海外也有一個令人大感振奮的報告。在挪威的基督教麥根爾研究所所舉行的會議中，英格曼．尤葉魯森教授曾經發表，鮫魚肝油足以成為治療癌症的重要物質的報告。

根據該教授的研究，鮫魚肝油之所以能治療癌症，是鮫魚肝油含有強化免疫防衛機能的成分，而其成分對人體也會帶來同樣的作用。同時，他還說鮫魚肝油也具有強化組織的功能，可能對接受放射治療的患者也有療效。

以上的新發表頗有可信之處，因為鮫魚肝油足以抗癌的主要效率是，其難能可貴的氧氣補足能力，就是因為這個能力才能攻擊、破壞氧氣缺損的細胞，亦即癌細胞。而且利用鮫魚肝油治療的另一個神奇是它毫無副作用。

現在，在治療癌症中最常使用的化學療法或放射線療法，可產生活性氧氣以擊退患者的癌細胞，這一點和鮫魚肝油療法是一樣的。不過，其最大的不同是化學或放射線療法會產生過剩的活性氧氣，連正常細胞也一併傷害，但是，鮫魚肝油療法會適度地產生氧氣，對正常細胞毫無所害。

鮫魚也是極有用的鹼性食品。不過，有一些老一輩的人認為「鮫魚具有阿摩尼亞臭味」，這是當時冷藏保存技術較差的緣故。最近鮫魚的清淡原味深受老饕者的喜愛。

外形不起眼的鮫魚若只做為魚板的材料實在太浪費了。也許隨著今後的研究，鮫魚肉及其肝油將成為遭受癌症威脅的現代人的「救世主」。

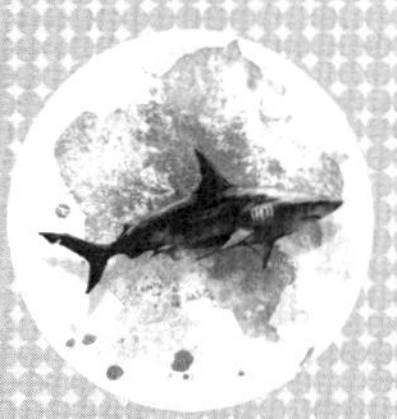

後序

在世界各文明國家最近數十年來，對維護人體健康的研究所含蓋的範圍極為廣泛，而其中以飲食生活的問題佔居極大的比率。基於現代醫學和營養學的觀點，食生活的問題已有極大的改革。

不過，雖然根據這些專家的指示進行飲食生活的改善，疾病卻仍然沒有減少的傾向，相反地卻有越來越多的疑難雜症，形成一種極大的矛盾現象。

這個矛盾是從何產生的呢？……答案是沒有對疾病做根本的治療。具體地說是不明白疾病的原因。不清楚疾病的原因所做的治療法當然無法根除病源。

為何會產生這樣的狀況呢？即使在健康醫學這個領域上最具權威的美國，現在對於健康的維持、疾病的預防、治療等問題也大為困惑，正在進行反省當中。

這個跡象早在十多年前就已出現，其首要動機是有關醫療費用急劇增加，令人擔心國家預算遲早會不堪負荷。另一個原因是和大約半世紀以前生活較為樸素的時代相較起來，疾病的發生率急劇地增加。同時，一再地出現從前未曾有過的疑難雜症，這一點使他們深自反省。

因此，在上議院組織「營養問題特別委員會」以解決這個問題，編列巨額的預算，詳細地收集各民族國家的飲食生活與疾病的發生率、發生傾向及其變遷等相關資料，進行解析檢討之後，綜合整理成長達五千頁的報告。

其結論簡而言之，是「現代病發生的根本原因在於飲食生活。因此，如果不改善飲食生活，則不可能改變現在的狀況。同時，藥物對現代病無功效。」這雖然是極為理所當然的事，然而飲食生活與健康的問題之間的密切關係，已確實開始受到矚目了。而筆者個人的結論是「疾病的根本原因是缺乏氧氣」。

我們人體的細胞所進行的是好氣性代謝，而氧氣的供給是否充足，對新陳代謝的活性度會造成極大的影響。氧氣缺乏時會使新陳代謝緩慢化（如果急劇地產生高度的缺氧狀態時，可能會引起細胞壞死），缺氧部分的組織或臟器的機能會因而衰弱。而疾病就是新陳代謝機能衰弱時所呈現的現象。

由於產生缺氧的部位不同以及缺氧形成過程的差異，呈現在表面上的病態各不相同。有些人因而產生心臟病，有些人則變成腦溢血、癌症、成人病、老化症狀等。因此，改善缺氧狀態，等於是治療百病。同時，我們可以斷言氧氣供給作用可廣泛地對各種疾病發揮療效。

造成缺氧狀態的原因有許多，其中影響最大的是本文所述的「酸性腐敗便」，由於酸性腐敗的問題，可見飲食生活對氧氣供給具有極大的影響。

本書所提到的鮫魚肝油之所以能廣泛地對各種疾病具有療效，是因為它具備著極顯著的氧氣供給效果。

本書所談的，主要是鮫魚肝油的功能，因此，鮮少談及節制飲食的問題，事實上，如果飲食節制和服用鮫魚肝油能夠同時併行，要達成健康的維持應該無礙難之處。

本書若能對讀者各位的健康維護與增進，或疾病的預防與治療有所助益，則深感慶幸。

note

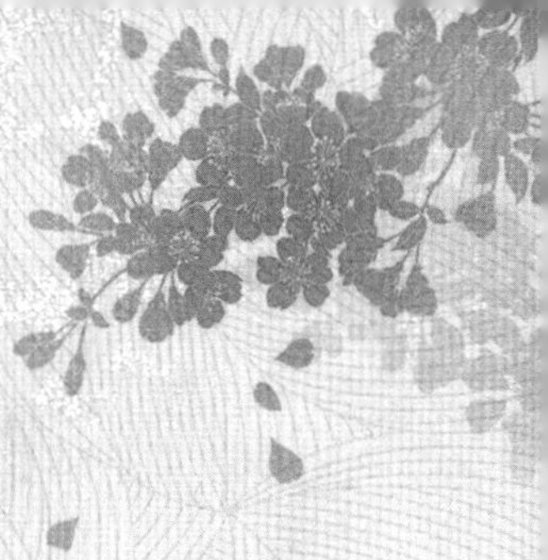

note

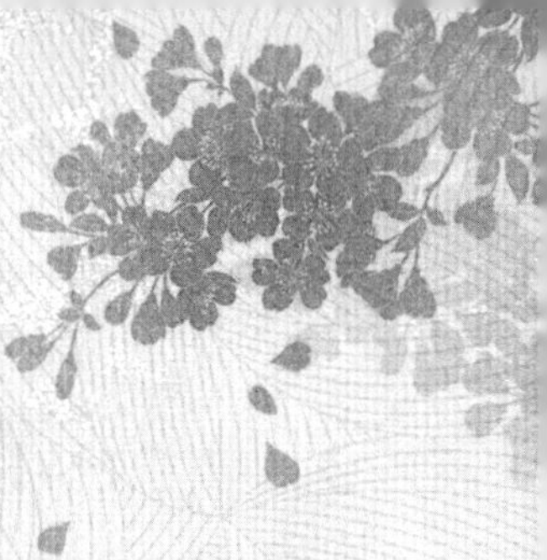

note

深海鮫治百病

著　　者｜橫田貴史
編 譯 者｜廖玉山

發 行 人｜蔡森明
出 版 者｜大展出版社有限公司
社　　址｜台北市北投區（石牌）致遠一路 2 段 12 巷 1 號
電　　話｜(02)28236031・28236033・28233123
傳　　真｜(02)28272069
郵政劃撥｜01669551
網　　址｜www.dah-jaan.com.tw
電子郵件｜service@dah-jaan.com.tw
登 記 證｜局版臺業字第 2171 號

承 印 者｜傳興印刷有限公司
裝　　訂｜佳昇興業有限公司
排 版 者｜ERIC 視覺設計

3 版 1 刷｜2024 年　6 月
3 版 2 刷｜2024 年 11 月

定　　價｜220 元

國家圖書館出版品預行編目（CIP）資料

深海鮫治百病 / 橫田貴史著；廖玉山編譯
—初版—臺北市，大展出版社有限公司，1998.04
　　面；21 公分—（元氣系列；22）
ISBN 978-957-557-809-1（平裝）
1.CST: 健康食品
411.3　　　　87003073